DE LA

LADRERIE CHEZ L'HOMME

PAR

Jules PELLOT,
Docteur en médecine de la Faculté de Paris,
Ancien interne des hôpitaux de Reims.

PARIS
A. PARENT, IMPRIMEUR DE LA FACULTE DE MEDECINE
29-31, RUE MONSIEUR-LE-PRINCE, 29-31

1880

DE LA

LADRERIE CHEZ L'HOMME

PAR

Jules PELLOT,

Docteur en médecine de la Faculté de Paris,
Ancien interne des hôpitaux de Reims.

PARIS
A. PARENT, IMPRIMEUR DE LA FACULTE DE MEDECINE
29-31, RUE MONSIEUR-LE-PRINCE, 29-31

1880

A LA MÉMOIRE DE MON PÈRE

A MA MÈRE

A MES PARENTS

A MES AMIS

A MES ANCIENS PROFESSEURS

DE L'ÉCOLE DE MÉDECINE DE REIMS

A M. DUGUET

Professeur agrégé de la Faculté de médecine de Paris,
Médecin de l'hôpital Sainte-Antoine

A MON PRÉSIDENT DE THÈSE

M. LE PROFESSEUR LABOULBÈNE

DE LA

LADRERIE CHEZ L'HOMME

INTRODUCTION.

L'histoire de la ladrerie dans l'espèce humaine constitue une étude intéressante à plus d'un titre, et s'il n'existe qu'un nombre relativement restreint de travaux sur ce sujet, il faut l'attribuer à la rareté de la maladie. Les recherches faites à notre époque ont fait connaître les relations intimes qui unissent le ver vésiculaire de la ladrerie aux tœnias. Aussi l'étude de la ladrerie offre-t-elle divers genres d'intérêt, suivant qu'on se place au point de vue de l'histoire naturelle, de l'helminthologie, de la pathologie humaine et vétérinaire, et enfin de l'hygiène privée et publique et de la police médicale (1).

Le mot ladrerie, qui vient du grec λαιδρος, difforme, ou plutôt du nom de Lazare, désignait autrefois une maladie de la peau très commune au moyen âge, la lèpre. Nous ignorons sous quelle influence ce mot a été détourné de sa signification première; toujours est-il que, vers la fin du XVIIe siècle, en Italie, ce mot s'employait pour désigner la présence du cysticerque

(1) Delpech. Art. Ladrerie du Dict. de Dechambre.

de la cellulosité dans les chairs du porc. Vers la même époque et déjà au xve siècle, on trouve dans les auteurs français les mots de maladrerie et ladrerie.

Dans son acception la plus large, ladrerie désigne la présence dans les différents tissus de l'homme ou des animaux d'un ver cestoïde à cette période de son évolution où il porte le nom de scolex ou ver vésiculaire. Crinon (1) la définit : « la présence de larves de tœnias dans les tissus des animaux. »

Dernièrement on a proposé de lui substituer une expression nouvelle : *chalaziasis* (2), nom, dit l'auteur, qui n'a rien de choquant et qui permettrait de ne pas confondre la ladrerie du porc avec l'éléphantiasis des Grecs, vulgairement appelée ladrerie.

On entend aujourd'hui par ladrerie la généralisation dans les différents tissus de l'économie, et particulièrement dans le tissu cellulaire sous-cutané et dans les muscles d'un entozoaire désigné par Rudolphi sous le nom de *cysticercus cellulosæ*. Nous ne croyons pas qu'il soit indifférent de désigner par les expressions cysticerque ou ladrerie l'affection qui va nous occuper ; pour nous, ce sont là deux affections entièrement distinctes ; la présence d'un ver cystique, dans l'œil, par exemple, constituera un cas de cysticerque, mais on ne pourra pas dire pour cela que l'individu est atteint de ladrerie. Il est besoin, pour que le terme ait sa raison d'être, d'un plus grand nombre de kystes et d'une dissémination dont nous ferons connaître les caractères en faisant l'histoire clinique de la maladie.

(1) Rép. de pharmacie, 1877, p. 680.
(1) Saridakis. Thèse. Montpellier, 1869.

Mais, avant d'aller plus loin, qu'il nous soit permis de témoigner ici notre reconnaissance à notre maître, M. Duguet. C'est dans son service à l'hôpital Saint-Antoine qu'il nous a été donné de voir le malade qui fait l'objet de la première observation. Nous devons aussi à son obligeance deux cysticerques provenant de ce même malade et dont nous avons pu faire un examen assez complet. Nous n'oublierons pas non plus un de nos anciens maîtres de l'école de Reims, M. le Dr H. Jolicœur, qui a bien voulu nous faire part de sa manière de voir touchant quelques points délicats d'étiologie.

Le traité des entozoaires de Davaine (1877) est une source riche en renseignements bibliographiques et que nous avons souvent consulté. Un travail très complet de Lewin sur le cysticerque cutané chez l'homme nous a fourni un certain nombre d'observations que nous n'avions pas trouvées dans les auteurs français. Enfin, l'ouvrage en cours de publication de Küchenmeister et Zürn : « Die Parasiten des Menschen », nous a permis d'être au courant des données les plus récentes de la science.

Voici l'ordre que nous nous proposons de suivre dans ce travail. La première partie sera consacrée à l'historique de la ladrerie et à la relation des observations les plus récentes et les plus complètes que nous avons pu recueillir. La seconde consistera en un exposé synthétique des phénomènes observés chez les malades. Enfin, la troisième partie comprendra l'étude des causes qui produisent la maladie.

PREMIÈRE PARTIE

HISTORIQUE DE LA LADRERIE.

Notre intention n'est pas de faire l'historique de la ladrerie du porc. Qu'il nous suffise de dire que cette maladie était connue des anciens. Aristophane en parle comme d'un fait de notorieté vulgaire et Aristote nous a même laissé une description de ces petites tumeurs que les Grecs désignaient sous le nom de χαλαζαι, grêlons.

Connus depuis très longtemps dans leur existence chez certains animaux, les grelons restaient toujours inconnus dans leur nature. La plupart des auteurs attribuent à Gœze la découverte du ver de la ladrerie, mais c'est là une erreur qu'il est facile de réfuter. Un siècle avant le médecin allemand, vers 1694, Malpighi avait observé et décrit cet entozoaire qu'on trouve dans les interstices celluleux des muscles du porc. Le passage suivant que nous traduisons ne laisse aucun doute à cet égard. Après avoir dit que Redi a décrit un grand nombre de vers qu'on trouve chez les animaux, l'illustre médecin de Bologne continue (1) : « Les cochons vermineux que les Italiens nomment vulgai-

(1) Malpighi. Opera posthuma, p. 84. Londini, 1697.

rement *lazaroli* contiennent un grand nombre de vers; ces vers se rencontrent abondamment dans les interstices celluleux des fibres musculaires des cuisses. Ils se présentent sous la forme d'une vésicule semblable à un follicule rempli d'une humeur diaphane, dans laquelle nage un corps globuleux et blanc, lequel, s'il vient à être comprimé légèrement après la rupture du follicule, rejette le ver, qui sort en dehors à l'instar des cornes émissives des limaces.»

Quelques années auparavant, Hartmann, de Kœnigsberg, avait aussi décrit, vers 1685, le ver contenu dans les tumeurs ladriques ; c'est sur un cysticerque trouvé dans une chèvre que le médecin de Kœnigsberg avait pratiqué ses recherches. Mais cette découverte n'était sans doute pas connue de Malpighi lorsqu'il écrivit les lignes citées plus haut, et on peut dire que c'est à ces deux médecins que revient l'honneur d'avoir démontré, à peu près en même temps, la nature parasitaire de la tumeur ladrique.

Vers la même époque, Bonet pratiqua l'extirpation d'une de ces petites tumeurs chez l'homme, dans le but d'éclairer le diagnostic. S'il ne reconnut pas leur nature parasitaire, il n'en étudia pas moins avec beaucoup de soin leurs caractères généraux ; il les décrit ainsi « glandulas sanas valdé numerosas, crescentes in brachiis et femoribus, sedem habentes sub cute, in panniculo carnoso vel cute adiposa ».

Dans la seconde partie du XVIIe siècle, on commence à trouver dans les auteurs quelques observations, très incomplètes du reste, de ladrerie chez l'homme ; tels sont les cas de Warthon (1), Panaroli (2), Morgagni (3), Wepfer (4), etc.

Un siècle plus tard parurent un grand nombre de travaux qui remirent la question en honneur et appelèrent de nouveau l'attention sur le ver du grêlon. Nous citerons Pallas (1766), Tyson, Otto Fabricius, Gaze (1782) qui crut avoir observé le premier le ver vésiculaire du porc ladre et le décrivit avec beaucoup de précision et d'exactitude. Werner, dans son premier mémoire sur les vers intestinaux publié en 1782, fait mention d'un ver vésiculaire analogue à une tête de tœnia suivie de deux anneaux, qu'il a trouvé dans le foie d'un rat. En 1786, il découvrit des entozoaires semblables dans les muscles pectoraux d'un soldat mort par submersion ; il les désigna sous le nom de Finna humana pour indiquer leurs rapports avec la ladrerie (finnen en allemand).

Dans son traité de la génération des vers des intestins (1788), Bloch mentionne le ver de la ladrerie sous le nom de vermis vesicularis eremita. L'auteur, confondant sans doute différents helminthes vésiculaires déclare qu'on a trouvé l'érémite dans les cochons, les moutons, les singes, et il ajoute que Kœlpin l'a plusieurs fois rencontré dans des cadavres humains ; enfin il avoue que son origine est une des plus grandes énigmes pour le naturaliste éclairé.

Fischer (1789) observe le tœnia hydatigena des

(1) In Sepulcretum, p. 1541.

(2) Panaroli. Jatrol. seu. medic. obs. Hanoviæ, 1654.

(3) Morgagni. De sed. et caus. morb. Venetiis, 1761.

(4) Wepfer. Grandines pulmonum, etc. Ephem. nat. 1690, p. 440.

plexus choroïdes et s'efforce de le distinguer de la finna en invoquant des différences tirées de la forme de la vésicule, de son siège, et d'autres particularités tout aussi insuffisantes pour classer un entozoaire.

Treutler (1793) signale des hydatides dans les muscles sacro-lombaires de deux espèces de singes.

Sous le nom de tœnia hydatigena anomala, Steinbuch (1802) nous a laissé une bonne description du cysticerque ladrique de l'homme qu'il assimile à celui du porc ; sa forme dit-il, et son volume sont loin d'être constants, toutefois le diamètre longitudinal vaut deux ou trois fois le diamètre transverse ; il présente trente-deux crochets disposés sur deux rangs. L'auteur relate ensuite deux autopsies où l'on trouva des cysticerques dans le cerveau et dans les muscles.

Avant Rudolphi le cysticerque de la ladrerie était désigné sous différents termes ; voici les principaux :

Vermis vésicularis eremita (Bloch) ; tœnia hydatoidea (Pallas) ; T. cellulosa (Treutler) ; T. finna (Gmelin) ; T. hydatigena suilla (Fischer) ; T. hydatigena anomala (Steinbuch) ; T. pyriformis-muscularïs (Joerdens) ; Vesicaria-finna (Schrank) ; Finna-cysticercus (Zeder) ; Hydatis lanceolata (Lamark) ; Finna muscularis (Brera) ; Hydatis lanceolata (Lamark) ; Finna muscularis (Brera) ; Hydatis humana (Blumenbach) ; Hydatis animata (Peyer) etc.

En 1809, Rudolphi publia son Traité des entozoaires et dans cet ouvrage remarquable où l'on trouve décrites 116 espèces de tænias, le ver vésiculaire prit place sous le nom de *cysticercus cellulosæ*. Cette dénomination qui ne préjugeait en rien de la nature de l'animal, mais qui indiquait seulement son siège presque constant, fut acceptée et prévalut depuis lors. C'est sous ce nom que nous le désignerons dans le cours de notre thèse.

Nous réservons pour la troisième partie l'histoire proprement dite du cysticercus cellulosœ ; c'est là que nous essaierons de faire voir les relations qui l'unissent aux tœnias, en appuyant nos assertions sur l'opinion des principaux helminthologistes français et étrangers, et en nous inspirant des derniers travaux parus sur ce sujet.

Pour nous résumer nous dirons que dans une première période, la présence des grêlons sous la peau et dans les muscles d'un certain nombre d'animaux et en particulier du porc, était un fait bien connu. Les Grecs en font mention et les Egyptiens paraissent avoir connu la ladrerie du bœuf (1). Dans une seconde période qui correspond à la fin du XVIIe siècle et surtout au XVIIIe, on rassemble un certain nombre d'observations de ladrerie chez l'homme et la nature même du contenu du kyste est connue et rapportée à un helminthe différemment qualifié. C'est la détermination exacte de ce parasite qui fera l'objet de notre troisième chapitre.

OBSERVATIONS.

Nous avons pu réunir un certain nombre d'observations ; il est regrettable que quelques-unes seulement

(1) Hist. d'Hérodote. Trad. par Larcher, liv. II, p. 32, cité par Lancereaux.

soient aussi complètes qu'on peut le désirer. Nous plaçons en premier lieu celles qui ont été publiées en France dans ces dernières années, et à leur suite plusieurs que nous avons trouvées dans les revues allemandes. Un tableau synoptique résumera les principales observations et renfermera les caractères présentés par les cysticerques dans les différents cas.

Obs. I. — Ladrerie chez l'homme. Guérison spontanée. (Obs. présentée à la Société des hôpitaux, le 13 février 1880, par M. le Dr Duguet, médecin de l'hôpital Saint-Antoine.)

Aimé L..., âgé de 27 ans, blond, d'un tempérament lymphatique, d'une taille plutôt petite, d'une santé en général assez bonne, est né dans la Seine-Inférieure. Il est issu de parents rhumatisants. Pris lui-même de rhumatismes, à l âge de 13 ans, il en est à sa sixième attaque; mais ces attaques n'ont jamais été très intenses, et il a pu faire dernièrement, étant militaire, un service de cinq années consécutives. Depuis deux ans il s'est fixé à Paris, comme ouvrier ébéniste, au voisinage même de l'hôpital Saint-Antoine.

A son entrée, le rhumatisme a envahi depuis quelques jours les pieds, les genoux, puis les jointures supérieures. Telle a été d'ailleurs la marche habituelle du rhumatisme dans les attaques antérieures. Il s'accompagnait de sueurs profuses, d'un état gastrique très prononcé et d'une fièvre assez intense (T. R. 40°). De plus on constatait à la base du cœur et au premier temps un souffle très manifeste. Le salicylate de soude fut donné à la dose de 4 grammes d'abord, puis de 6 grammes le lendemain. Les jours suivants, on en continua l'administration, mais à dose progressivement descendante, la fièvre et les douleurs ayant cédé très rapidement.

Au commencement du mois de juillet, pendant quelques jours, nous trouvâmes le malade comme égaré, bizarre, sans que pour cela les accidents locaux ou généraux aient augmenté; mais cet état, après avoir duré pendant quelques jours, se dissipa insensiblement ; il ne perdit jamais connaissance. Sur ces entrefaites, nous constations un léger frottement péricardique à la partie supérieure de la région précordiale.

Dans les premiers jours de juillet survient une lipothymie; les jours suivants le malade conserve dans ses allures quelque chose d'étrange; la parole est brève, parfois entrecoupée, hésitante, mais pourtant ses idées sont absolument claires et suivies.

Peu à peu cependant, après plusieurs rechutes légères, les jointures ont cessé d'être douloureuses, l'appétit est devenu meilleur, et, vers le 10 août, le malade pouvait se tenir debout. Les phénomènes cardiaques eux-mêmes avaient disparu.

Dès le lendemain de son entrée, je remarquai, disséminées sans ordre à la surface de son corps, au cou, sur le dos, à la poitrine, aux bras, aux cuisses et sur les jambes un assez grand nombre de petites tumeurs faisant relief sous la peau pour la plupart, quelques autres étaient un peu plus profondément situées; ces tumeurs, un peu roulantes, du volume d'une petite olive, un peu ovalaires, étaient dures à la pression, non douloureuses et disposées principalement sur les couches musculaires superficielles, ayant leur grand axe dirigé parallèlement aux fibres du muscle sous-jacent d'où elles paraissaient émerger et auxquelles elles étaient retenues par des adhérences manifestes.

Interrogé sur l'existence et sur l'origine de ces petites tumeurs, le malade parut étonné de notre curiosité; il nous dit en avoir remarqué quelques-unes depuis six mois environ, aux bras et à la poitrine, par hasard, sans en souffrir et sans en être en aucune façon incommodé. Il ne croyait pas d'ailleurs en posséder un aussi grand nombre.

Il n'était point douteux pour nous que ce malade fût atteint de ladrerie; nous nous réservions de confirmer notre diagnostic par l'examen d'une de ces petites tumeurs. Voici quels sont, à la date du 11 août, leur dénombrement approximatif et leur distribution : au côté gauche du cou existe une petite tumeur sous-cutanée, superficielle, à laquelle on peut donner à peu près sous la peau toutes les directions. A la région dorsale s'en trouvent une dizaine également sous-cutanées; en avant, à la surface des pectoraux et aussi dans leur intérieur, on en constate un assez grand nombre, dix à douze ; mais la situation profonde de quelques-unes empêche d'en fixer exactement le chiffre. Il en existe au bras droit quatre le long du biceps, cinq ou six à la face externe, cinq au pli du coude, deux sur le deltoïde; au bras gauche quatre ou cinq disséminées; une au coude, quatre ou cinq à l'avant-bras. Les fesses et les organes génitaux, comme la face, en paraissent exempts. Il n'en existe même pas sous la langue examinée avec le plus grand soin. Au membre inférieur droit, on en constate deux en haut et en arrière du mollet, deux en dehors, une vers le milieu, une en haut du creux poplité, une en haut et en avant de la cuisse, deux près du canal du troisième adducteur, deux sur la gaine des vaisseaux fémoraux. Au membre inférieur gauche on en trouve quatre ou cinq dans le mollet et derrière le péroné, une sur la gaine des vaisseaux fémoraux, trois ou quatre à la face antérieure de la cuisse.

Le 12 août, avec l'assentiment du malade, nous procédons à l'ablation de deux tumeurs voisines, placées à la partie inférieure du biceps du côté droit. Après avoir anesthésié la peau, nous pratiquons une incision verticale de 3 centimètres de longueur par laquelle nous énucléons assez facilement une première tumeur entourée des fibres les plus superficielles du biceps; la seconde, un peu plus profondément située, est recouverte d'une couche de fibres musculaires de 1 millimètre environ d'épaisseur; il faut disséquer véritablement cette seconde tumeur pour l'extraire du biceps. L'incision est ensuite refermée à l'aide de trois points de suture pratiquée avec du crin de cheval; la plaie est recouverte d'un pansement à l'alcool. Disons de suite que la cicatrisation s'est opérée régulièrement mais lentement, en quelques jours par seconde intention.

Les deux tumeurs, dépouillées du tissu cellulaire et des quelques fibres musculaires qui les entourent sont d'un gris blanchâtre, fermes, élastiques, ovalaires, à grand axe dirigé dans le sens des fibres musculaires du biceps; leur grand diamètre est de 13 à 14 millimètres, leur petit en mesure 8, leur résistance à la pression est très grande. En incisant l'une d'elles on trouve une première coque fibreuse, formée comme par un feutrage, compacte, lisse et blanche à sa face interne, d'une épaisseur de 1 millimètre environ. Cette coque fibreuse opaque, véritable membrane adventive, renferme une vésicule transparente accolée à sa face interne, mais sans y adhérer; aussi est-il très facile d'isoler cette vésicule sur un point de laquelle se voit un point blanc, opaque, contenu dans son intérieur et relié à une petite dépression de la surface du hile. En pressant sur la vésicule, on fait saillir le point blanc par ce hile, et, en examinant le tout au microscope avec un faible grossissement, on constate que la vésicule contient un grand nombre de grains blanchâtres, que ces grains existent encore dans le pédicule étroit qui la relie au point blanc échappé de sa cavité, lequel à son tour est constitué par un corps cylindrique composé d'anneaux transversaux comme ceux du tænia, et terminé par une extrémité légèrement renflée. Cette extrémité, vue à son tour à un grossissement de 250 diamètres, représente une admirable tête de tænia armé. En effet, les quatre ventouses, très visibles, sont surmontées d'une double couronne de crochets superposés qui sont au nombre de 34 à 36.

Après cet examen, le doute n'était plus possible; il s'agissait bien d'un cas très net de ladrerie chez l'homme. Mais il nous est impossible de savoir où et comment l'infection s'est opérée chez notre malade. Il a vécu comme vivent tous les soldats et les ouvriers, de telle sorte que nous ne pouvons préciser ni le mode ni l'époque de l'infection ladrique.

Pendant son séjour à l'hôpital, ne pouvant le présenter à la Société, je l'ai fait voir à la plupart de mes collègues de l'hôpital. MM. Mesnet, Beaumetz, Fernet, Hayem et Troisier, qui tous ont constaté les nombreuses tumeurs dont je faisais l'énumération tout à l'heure. J'ajoute qu'il s'est opéré de tels changements chez notre malade depuis le mois d'août, que mes collègues auraient de la peine à le reconnaître.

En effet, c'est à peine si aujourd'hui, 13 février, nous retrouvons sept à huit des tumeurs que je vous ai décrites : vous retrouvez celle du cou ; encore est-elle très amoindrie ; il en existe deux dans le dos, une sous la clavicule gauche, assez profondément située, trois ou quatre que vous pouvez percevoir encore en explorant avec soin les muscles pectoraux. Quant à celles des membres supérieurs et des membres inférieurs, il est impossible d'en retrouver une seule ; on ne saisit pas même à leur place la moindre petite induration du volume d'un grain d'orge qu'on a signalée quelquefois après la mort et le ratatinement des cysticerques.

Qu'avons-nous fait pour obtenir un si beau résultat? Rien

absolument rien qui s'adressât aux cysticerques. En effet, notre malade, affaibli par son rhumatisme, partit pour Vincennes à la fin du mois d'août, et, sa convalescence terminée, revint en septembre à son atelier d'ébénisterie, où il n'a cessé de travailler très régulièrement depuis. C'est là que je suis allé le chercher pour vous le montrer aujourd'hui. Sa santé actuelle est bonne, comme vous pouvez en juger. A coup sûr nous aurions, il y a six mois, piqué puis écrasé une à une toutes les tumeurs que nous pouvions saisir, comme cela a été fait; nous les aurions électrisées successivement; nous aurions appliqué sur chacune d'elles un mélange réfrigérant comme on l'a conseillé; nous aurions traité notre malade par l'iodure de potassium; nous lui aurions administré l'acide phénique ou le mercure, nous n'aurions pas obtenu un résultat plus merveilleux.

Peut-être voudra-t-on attribuer au salicylate de soude que le malade a pris pendant quelque temps à dose modérée, à l'adresse de son rhumatisme; une action particulière sur les cysticerques dont ses muscles étaient remplis. Quant à nous, nous n'osons y croire, d'autant plus qu'un certain nombre de faits paraissent démontrer que la vie des cysticerques dans les muscles de l'homme est limitée à quelques mois, huit environ d'après Cobbold, après quoi, spontanément, les cysticerques mourraient et subiraient la dégénérescence calcaire (1). N'a-t-on pas relevé en effet un certain nombre d'autopsies dans lesquelles on a trouvé des kystes dégénérés devenus graisseux et crétacés? Chez notre malade l'atrophie des kystes paraît avoir été suivie d'une résorption complète, puisqu'on n'en trouve plus à six mois de distance la moindre trace. Nous en comptions alors quatre-vingts environ, il n'en reste plus que sept ou huit, qui n'ont déjà plus, sauf deux ou trois, leur volume primitif, de telle sorte que vraisemblablement, dans quelques mois, il sera impossible de retrouver chez notre malade le plus petit indice de ladrerie.

Dans quelques-uns des faits de ladrerie dont on a rapporté l'histoire, nous voyons la coïncidence des cysticerques dans les muscles et du tænia dans l'intestin. Notre malade, examiné à ce point de vue, n'a rien présenté qui put se rattacher à la présence du tænia. Point de morceaux rubanés rendus en allant à la selle ou dans l'intervalle ; point d'œufs de tænia dans les ma-

(1) Gaz. hebdom. de médecine et de chirurgie. Janvier 1877 p, 18.

tières des garde-robes examinées au microscope. Du reste l'absence de tœnia était facile à prévoir, en raison de l'absence de ces phénomènes vertigineux ou épileptiformes que l'on a relevés dans les différentes observations de ladrerie avec tænia, observations dans lesquelles il semble nettement démontré que les vertiges sont attribuables à la présence du tænia dans l'intestin (1), ce qui n'exclut point cependant les cysticerques du cerveau dans la production possible de phénomènes analogues.

Obs. II. — Ladrerie chez l'homme. (Recueillie par M. Ledoux, interne du service, lue à la Société medicale des hôpitaux, par M. Rathery, médecin du bureau central.)

L..., âgé de 32 ans, menuisier, entré le 5 novembre 1879, salle Andral, n° 22, dans le service de M. Grancher, que je remplaçais en ce moment comme médecin du bureau central.

Cet homme a habité jusqu'à l'âge de 13 ans diverses localités de la Bourgogne. Alors il mange très souvent du porc; chaque année il achète un petit porc qu'il sale et conserve pour l'hiver.

En 1860, il vient à Paris et depuis lors il n'y a rien de particulier à signaler dans son alimentation. En 1860 il a eu le choléra.

Cet homme, entré à l'hôpital pour des douleurs qu'il éprouve depuis quelques semaines dans la nuque et dans la région dorsale. Ces douleurs consistent en une sensation pénible de gêne, de pesanteur. C'est une sorte de courbature siégeant dans les régions sus-indiquées. Ces douleurs s'exagèrent dans les mouvements. La rotation de la tête à gauche ou à droite les augmente notablement. La pression exercée avec le doigt est indolore. Le malade se plaint en même temps de souffrir pendant la marche d'une petite grosseur siégeant à la partie interne et supérieure de la cuisse gauche.

Il existe en effet en ce point une petite tumeur de la grosseur d'une noisette, assez dure, roulant sous la peau et paraissant occuper le tissu cellulaire sous-cutané. Cette tumeur est à peine douloureuse à la pression, elle ne s'accompagne d'aucune modification de la peau qui la recouvre ou des parties voisines.

(1) J. Boyron. Etude sur la ladrerie chez l'homme, comparée à cette affection chez le porc. Thèse de Paris, 1876, p. 30 et suiv.

L'examen du reste du corps fait découvrir de petites tumeurs absolument identiques par la sensation qu'elles fournissent au toucher et ne différant entre elles que par leur volume variant de la grosseur d'un noyau de cerise à celle d'une noisette et par leur siège plus ou moins superficiel.

On constate la présence de l'une de ces tumeurs dans la fosse sous-épineuse gauche, une autre siège à la nuque vers le bord libre du trapèze.

Au tronc, on en trouve une dans chaque fosse sous-épineuse, deux près du bord interne de l'omoplate gauche, deux sur le bord inférieur du grand pectoral droit, une à la face antérieure de chacun des muscles grands pectoraux, une dans la région lombaire droite.

Aux membres supérieurs, on en trouve deux dans le deltoïde gauche, une au-dessus du coude droit.

Aux membres inférieurs, une de ces petites tumeurs siège, comme nous l'avons dit, à la partie interne et supérieure de la cuisse gauche, une autre se trouve à la face antérieure de la cuisse droite, une troisième dans le mollet du même côté.

Le malade a aperçu d'abord, il y a deux ans, les petites tumeurs du tronc, mais il ne sait dans quel ordre toutes les autres ont apparu. Leur développement ne s'est accompagné d'ailleurs d'aucune douleur.

Il raconte qu'il y a deux ans environ, à peu près à l'époque où il remarquait pour la première fois les tumeurs que nous venons de décrire, il lui arriva aussi de trouver à plusieurs reprises dans son pantalon soit des petits anneaux aplatis blanchâtres, soit de longs fragments de ver plat.

Il y a six semaines la même chose se reproduisit. Il sentit en se promenant un corps étranger glisser sur sa cuisse et trouva dans son pantalon un fragment de ver ayant presque un mètre de long.

Depuis plusieurs mois les forces ont beaucoup diminué ; il a dû cesser son travail. Il n'a pas de troubles de l'appétit, mais souvent il éprouve de vives douleurs d'estomac, surtout lorsqu'il n'a pas mangé depuis longtemps. En dehors de ces quelques malaises, la santé générale n'est point mauvaise. Rien à noter d'anormal du côté de l'appareil respiratoire ou de l'appareil circulatoire. Du côté du système nerveux, cet homme est irritable, d'un caractère difficile; il y a dans son langage quelque propension à l'exagération et à l'incohérence, son sommeil est agité. Depuis plusieurs années cet homme est en outre sujet à des maux de tête et à des étourdissements qui l'ont forcé plusieurs fois d'interrompre son travail ou de s'asseoir. Une fois même, à une époque qu'il ne peut préciser, il serait tombé dans son atelier, aurait perdu connaissance et semble avoir eu une sorte d'attaque apoplectique. Pas de troubles de la vue.

Il nie tout antécédent alcoolique ou syphilitique.

L... séjourna dans les salles jusque vers la fin de décembre, époque à laquelle ce malade, d'un caractre difficile, fatigué, croyons-nous, de l'attention dont il était l'objet, exigea brusquement son exeat. Durant son séjour à l'hôpital, nous ne constatâmes aucune modification appréciable dans la forme et le volume des tumeurs dont nous avions constaté la présence lors de son entrée et nous ne vîmes apparaître aucun nouveau kyste. Quant à l'état général il s'est manifestement amélioré. Sous l'influence du repos les forces sont en grande partie revenues et à la suite de quelques douches de vapeur, les douleurs de la nuque et du dos, dont le malade se plaignait vivement à son entrée, ont presque complètement disparu.

Nous cherchâmes à déterminer l'expulsion du tænia dont le malade se disait atteint, en lui administrant 0,40 centigrammes de tannate de pelletiérine. Le malade accusa, quelques heures après l'ingestion du médicament des vertiges et de l'obnubilation de la vue, mais malgré l'administration de 20 grammes d'eau-de-vie allemande qu'on lui fit prendre quelques heures après la pellétiérine, les selles soigneusement examinées ne contiennent aucun fragment de tænia.

L'écorce de grenadier donnée quelques jours après resta également sans succès.

Nous enlevâmes successivement trois des petites tumeurs.

L'extirpation de la première fut très facile ; elle était située à la partie antérieure de l'abdomen immédiatement sous la peau. Nous pûmes constater au microscope la présence de crochets dans le liquide qu'elle contenait, mais par suite d'un accident de préparation nous ne pûmes constater nettement la présence du parasite qui nous parut avoir subi un commencemeut de dégénérescence graisseuse.

La seconde tumeur dont nous tentâmes l'extirpation est cell qui siégeait à la partie supérieure de la cuisse gauche gênait le malade dans la marche, en sorte qu'il nous demanda spontanément de l'en débarrasser. Comme la précédente celle-ci était superficielle, paraissait située dans la couche musculaire souscutanée ; mais elle était très mobile et dans un mouvement du malade elle fut atteinte par le bistouri et se vida en sorte que s le malade fut délivré de la gêne qu'elle occasionnait, nous ne pûmes en examiner le contenu. Une troisième fois enfin, après avoir chloroformé le malade nous enlevâmes une tumeur siégeant à la partie antérieure de la poitrine, du côté gauche.

La tumeur est assez profonde et paraît s'être développée entre les fibres les plus superficielles du muscle grand pectoral.

Elle est constituée par un kyste dont la membraue périphérique assez résistante est d'un blanc légèrement transparent, opaque en quelques points. En ouvrant le kyste on voit qu'il en sort un liquide aqueux ne contenant aucun élément figuré, mais dans ce liquide flotte une vésicule blanchâtre.

Cette vésicule offre en un point un léger renflement de forme allongée. C'est le cou et la tête d'un tænia armé de crochets et invaginée. En pressant avec une aiguille sur cette masse renflée, on détruit cette invagination, la tête du ver sort et il est alors facile de l'examiner à la loupe et au microscope. On constate alors l'existence d'une double couronne de crochets, entourant une masse de petites granulations noirâtres, le tout reposant à l'extrémité d'un renflement blanchâtre, qui représente la tête du tænia. Cette tête est rattachée à la vésicule par la portion allongée, d'apparence granuleuse, qui forme le cou. On retrouve en un mot tous les caractères assignés par les auteurs au cysticerque ladrique, cysticercus cellulosæ de Rudolphi. Enfin à la face interne de la vésicule on aperçoit un nombre considérable de petits renflements rapprochés les uns des autres et constituant peut-être autant d'acéphalocystes.

OBS. III. — Ladrerie généralisée chez un homme ayant rendu un tœnia. Complication de diabète sucré. (Présentation faite à la Société médicale des hôpitaux dans la séance du vendredi 10 mai 1879, par le Dr Féréol, médecin de l'hôpital Lariboisière) (1).

Le malade que j'ai l'honneur de vous présenter est atteint de ladrerie, de la manière la plus manifeste ; il présente, sur différentes régions du corps, un assez grand nombre, une cinquantaine, un peu plus peut-être, de petites tumeurs arrondies, de la grosseur d'une petite noisette ou d'un noyau de cerise un peu fort, la plupart situées dans le tissu cellulaire sous-cutané, où elles jouissent d'une certaine mobilité, quelques-unes dans les muscles, où elles sont fixes. Une de ces tumeurs a été extirpée, et je vous présente le cysticerque avec sa double couronne de crochets, qui y a été découvert. Il n'y a pas de tumeurs sous la langue.

Le diagnostic est donc certain.

Mais ce cas présente plusieurs particularités fort intéressantes.

Il y a environ cinq ou six mois que le malade s'est aperçu de la présence de ces petites tumeurs mobiles sous la peau et indolentes.

En même temps qu'il faisait cette découverte, il s'aperçut qu'il rendait, en allant à la garde-robe, des fragments de tænia il les fit voir à un médecin qui lui fit prendre du cousso, à la suite duquel il évacua une grande quantité de tænia ; mais la tête du ver fut cherchée en vain ; et le malade ne saurait dire si on a diagnostiqué chez lui un tænia normal. Il nous présente bien, dans une petite bouteille, quelques fragments de son ver conservés dans l'alcool; mais ces fragments sont trop petits pour qu'on puisse étudier utilement la disposition des organes génitaux. Le malade affirme d'ailleurs que, s'il a rendu des fragments de ver dans ses gardes-robes, il n'a jamais trouvé de cucurbitins dans ses vêtements ni dans son lit. Autant qu'on peut en juger par ses renseignements fort insuffisants, il semble qu'il s'agit là d'un tœnia solium. On trouve, du reste, dans les

(1) Union médicale du 5 juillet 1879.

antécédents de cet homme des circonstances qui peuvent expliquer chez lui la présence de ces parasites.

C'est un homme âgé de 41 ans aujourd'hui et d'une constitution robuste. Il est Alsacien, natif de Strasbourg, qu'il quitta à l'âge de cinq ans pour aller en Algérie. Il resta en Afrique jusqu'en 1866 et y prit les fièvres intermittentes; revenu à Paris, il y exerça la profession de journalier jusqu'en 1871. A cette époque, enrôlé dans les bataillons de la Commune, il fut fait prisonnier, conduit à Versailles et de là sur les pontons, puis à l'île de Madame (près de Rochefort).

Il eut alors beaucoup de misère et commença à présenter des signes de dyspepsie qui ne l'ont guère quitté depuis. Dans cette période de sa vie, il lui est souvent arrivé de manger fort mal, des viandes gâtées, malsaines, peu ou point cuites, de toutes sortes, et de boire des eaux fort impures et non filtrées.

Quand il revint à Paris et qu'il put se soigner, il y a environ cinq ans, il prit de la viande de bœuf crue, sur le conseil d'un médecin, et continua ce régime pendant un an. Il se trouva alors beaucoup mieux, se considéra comme guéri, et reprit son travail.

Mais, ce n'est pas tout. En même temps qu'il constatait la présence du tænia dans son intestin et des cysticerques enkystés sous sa peau, cet homme commença à présenter tous les signes d'un diabète sucré, dont il a souffert depuis cette époque jusqu'à ce jour, et qui est, pour lui, la raison de son entrée à l'hôpital. Car il ne rend plus de tænia, et ses cysticerques ne lui causent aucune gêne. Mais le diabète est chez lui considérable; à son entrée à l'hopital, il rendait par jour 11 litres d'urine contenant 750 grammes de glycose et 220 grammes d'urée... Il absorbait de 10 à 11 litres de liquide, et une quantité de viande, de pain et de légumes correspondant à la ration de quatre à cinq personnes valides. Plus tard, grâce au régime et au pain de gluten, nous avons fait tomber la quantité d'urine à 5 ou 6 litres, et réduit le chiffre du glycose à 45 grammes par jour, celui de l'urée à 66. Mais, si on cesse le régime, les anciens chiffres reparaissent. Les troubles digestifs sont constants : douleurs stomacales et intestinales. constipation ou diarrhée habituelle, amaigrissement notable (Depuis cinq mois, le malade a perdu 45 livres de son poids; de 80 kilogr. à 67). Les forces génitales sont trèsabaissées, et il y a une impuissance génitale absolue. Les gencives sont en assez mauvais état; cependant, l'haleine n'est pas très fétide et ne présente pas l'odeur spéciale d'acétone qui révèle souvent le diabète, même à une période moins avancée. Il est bon de noter, en même temps, que les sueurs chez ce malade, ne sont pas supprimées ; les fonctions de la peau se font assez bien.

Voilà, très en gros, les principales circonstances du fait intéressant que je mets sous vos yeux.

J'insiste d'abord sur la coïncidence et la contemporanéité des trois phénomènes; j'ai varié les questions ; je les ai posées à plusieurs reprises ; d'autres que moi ont interrogé le malade ; il a toujours répondu de même. Pour lui l'apparition du tænia dans les garde-robes, des cystycerques sous la peau et de la polydipsie, sont des faits simultanés. Bien qu'il ait eu de la dyspepsie autrefois, il établit une grande différence entre les symptômes qu'il éprouvait alors, et ceux qu'il éprouve depuis cinq mois ; et jadis il n'était pas, comme aujourd'hui, tourmenté par la faim et la soif.

On est donc porté à se demander si le diabète, ici, n'est pas une expression symptomatique de la ladrerie, et s'il n'y a pas, dans le voisinage du quatrième ventricule, un cysticerque dont la présence, en irritant le point spécial déterminé par Claude Bernard, amené cette glycosurie si considérable, mais qui cède cependant, dans une très notable proportion, à l'influence du régime.

Un autre point non moins intéressant, qui résulte des faits énoncés plus haut, est celui de savoir s'il n'y a pas eu chez notre malade, auto-infection ; en d'autres termes, si les cysticerques qui sont dans son tissu conjonctif et dans ses muscles ne lui viennent point du tænia qu'il a expulsé il y a environ cinq mois.

La question, j'en conviens, sonne quelque peu l'hérésie, puisque, s'il est admis aujourd'hui à peu près généralement que le cysticerque ladrique et le tœnia constituent deux phases de développement d'un même individu, il est aussi admis que ces deux phases ne se passent pas dans le même milieu, le cysticerque ayant pour habitat spécial le tissu cellulaire, et les muscles du porc, et devenant tænia lorsqu'il est avalé et qu'il se xe dans l'intestin.

Mais il n'est pas admis, jusqu'à présent, que la transformation des œufs de tœnia en cysticerques puisse s'opérer dans l'intestin.

Néanmoins ces questions étant fort obscures et encore toutes neuves, il se pourrait bien que l'hérésie d'aujourd'hui devînt l'orthodoxie de demain. Et il est permis de faire remarquer que déjà la coïncidence de la ladrerie avec l'expulsion d'un tœnia a été notée (Obs. de Broca, Société de chirurgie, 1876). Si cette coïncidence qui n'a peut-être pas été recherchée assez soigneusement, se constatait à l'avenir, il y aurait à revenir sur la question.

J'avoue, du reste, que le cas actuel ne peut fournir aucun argument sans réplique : on ne sait pas quelle était la nature du tænia expulsé par notre malade ; si c'était un tænia inerme (et le malade, on s'en souvient avait mangé de la viande de bœuf crue pendant un an), il y aurait là un argument contre la thèse de l'auto-infection. Et cependant (tant ces questions sont obscures!) l'argument ne serait peut-être pas sans réplique, au moins pour quelques savants des plus autorisés ; et en faisant cette réserve, je pense à M. Mégnin, qui comme on sait, étudie avec une grande persévérance le très difficile problème des générations et des transformations des entozoaires. M. Mégnin a pris la peine de venir voir mon malade à l'hopital Lariboisière, et il nous disait que, pour lui, le tænia inerme n'était pas une espèce distincte du tœnia armé. Je ne me sens nulle compétence pour aborder cette question, et je livre le fait, tel que je l'ai observé, à votre appréciation.

Obs. IV. — Ladrerie généralisée chez l'homme, par J Rendu, interne des hôpitaux. (Lyon médical, 1877, vol. XXV, p. 474.)

Balay (Pierre), 40 ans, né à Saint-Etienne (Loire), exerçant à Lyon, rue de Chartres (Guillotière), la profession de tisseur.

Cet homme entre le 18 mars 1877, à l'Hôtel-Dieu, dans le service de M. le docteur Boucaud, salle Saint-Bruno, n° 37, pour une sciatique droite. De taille et de force moyennes, ce malade de prime abord, ne présente rien de particulier. Il se plaint d'une douleur constante qu'il éprouve dans le membre inférieur droit, et qui est nettement située sur le trajet du grand nerf sciatique, à l'émergence duquel elle apparaît pour se propager ensuite à la face postérieure de la cuisse et le long du mollet jusqu'au pied. En palpant le membre, on découvre un peu au dessous de la face externe du genou une petite tumeur, du volume d'un gros pois, sous-cutanée, non-adhérente à la peau, dure et très-douloureuse au toucher, ce qui fait quelque peu songer à un névrome de l'une des branches du saphène externe. La masse du mollet est un peu diminuée, mais il a conservation parfaite de la contractilité électrique. La marche est gênée et défectueuse, le malade ne pouvant s'appuyer sur la jambe droite. En somme, on est en présence d'un sciatique manifeste que l'on soigne par la chaleur et les injections hypodermiques de morphine.

Après quelques jours de traitement, le 24 mars, notre malade, sans s'être exposé à aucune cause de refroidissement, ayant constamment gardé le lit, offre des symptômes fébriles, un point de côté à droite, une légère oppression, un peu de toux et d'expecoration visqueuse. A l'auscultation de la base du poumon droit, et en arrière, on entend à chaque inspiration, de petites bouffées de râles crépitants avec du souffle et de la bronchophonie. La percussion donne une matité relative. En examinant le devant de la poitrine de ce malade, on constate avec étonnement au, niveau de chaque mamelon, un groupe d'environ six à huit petites tumeurs sous-cutanées, dures, ovoïdes, non adhérentes à la peau, analogues à celles de la jambe, mais nullement douloureuses. Indépendamment des tumeurs constituant des groupes, on en trouve quelques autres semblables disséminés sur le reste du thorax, et le malade lui-même nous les montre le long de ses bras et de ses avant-bras. Interrogé alors sur l'époque de l'apparition de ces tumeurs et sur leur développement ; il ne peut donner aucun renseignement, mais se contente de nous répéter que cela ne le gêne pas, ne le fait pas souffrir, et qu'il ne s'en soucie nullement.

Au bout de trois ou quatre jours, les phénomènes stéthoscopiques de la base du poumon droit s'amendèrent, la fièvre tomba, et il ne resta bientôt plus que la douleur sciatique.

Il n'y eut rien de particulier jusqu'au 13 avril. Mais à cette époque les phénomènes inflammatoires du côté du poumon droit, reparurent, toujours sans cause appréciable. La fièvre se ralluma, la peau devint brûlante, le pouls rapide, la espiration fréquente. La figure, par l'altération des traits, indiquait l'angoisse, et le patient était dans une profonde prostration.

Matité, souffle, râles crépitants, tels étaient les principaux signes à la base pulmonaire. En même temps, point de côté, toux et expectoration visqueuse, filante, un peu rouillée. Cet état s'aggrava rapidement, le malade maigrit, perdit ses forces, et cinq jours après, le 17 avril, il avait cessé de vivre.

Autopsie. — Les muscles des avant-bras, des bras et des jambes, mais surtout ceux de la face antérieure de la poitrine, et ceux de la cuisse et de la fesse présentaient, soit à leur surface et contenus dans l'atmosphère celluleuse, ambiante, soit dans leur intérieur, et placés la plupart parallèlement aux faisceaux musculaires, de petits kystes allongés et assez volumineux.

Ces kystes éaient elliptiques, à grand axe, variant en moyenne entre 10 et 15 millimètres, sur un diamètre d'un demi-centimètre environ. Bon nombre étaient déformés par pression réciproque. Incolores et semi-transparents, ils laissaient voir vers leur centre un petit noyau blanc, jaunâtre, du volume d'une tête d'épingle. Si l'on portait sur le kyste la pointe de scalpel, on reconnaissait l'existence d'une sorte de tunique adventive au travers de laquelle faisait immédiatenent hernie, la tunique sous-jacente, d'aspect hyalin et gonflée de liquide transparent.

En ponctionnant cette seconde enveloppe, le liquide s'écoulait et entraînait avec lui le noyau ou point blanchâtre.

M. Redon, préparateur du cours d'histoire naturelle à l'Ecole de médecine, a bien voulu faire de ces noyaux un certain nombre de préparations microscopiques, et dans toutes il était facile de reconnaître l'existence d'une tête, surmontée d'une double couronne de crochets, placée entre quatre ventouses. Nous avions donc affaire au cysticercuse cellulose, que les auteurs confondent généralement avec le cysticerque du tœnia solium.

Pour donner une idée de la multiplicité de ces cysticerques, nous dirons seulement que nous avons déposé au musée de l'Ecole, une préparation d'un morceau de muscle de la face postérieure de la cuisse, pesant 340 grammes. Cette portion de muscle, incisée longitudinalement, présente deux surfaces de section, mesurant ensemble un peu plus de deux décimètres carrés, et sur lesquelles on ne compte pas moins de 63 cysticerques.

Le cerveau, les poumons, le cœur et le foie n'en renferment pas.

Obs. V. — (Broca, Société de chirurgie, 26 février 1873. Thèse Boyron, p. 35.) Résumée.

Louis C..., 27 ans, entre dans le service de M. le professeur Broca, le 2 décembre 1875.

Il a toujours joui d'une bonne santé. Prit part à la guerre de 1870 dans les rangs de l'armée active; fit ensuite le métier de cocher à Paris. En 1872, dans une promenade à cheval, il perdit connaissance et tomba de sa selle. Depuis lors, douleurs vagues dans les membres, lassitude, maux de tête qui, selon son expression, lui donnaient des vertiges; il était obligé de prendre de temps en temps quelques jours de repos.

L'année suivante, quelques troubles de la vision; il voyait passer des flammes rapides, surtout devant l'œil gauche, et en mai 1873, étant sur son siège, il eut un étourdissement ou une nouvelle attaque sur laquelle il ne peut nous renseigner. Consécutivement il garda le lit six semaines, ne pouvant, dit-il, remuer les membres.

Dans le cours de 1874, les lassitudes dont il se plaint sont revenues plus souvent, et il a dû prendre le lit sept ou huit fois dans l'année, à seule fin de se reposer pendant quelques jours. Il est bon de dire qu'alors il faisait le métier de grainetier et se fatiguait beaucoup.

En 1875, ces fatigues dans les membres s'accusèrent davantage. Le malade nous dit lui-même qu'il était aussi fatigué en se levant qu'en se couchant.

A ces lassitudes s'ajoutaient toujours les vertiges dont il a été parlé, ainsi que des bourdonnements d'oreille; à tel point que le malade dut quitter définitivement son état de cocher qu'il avait repris. Il ne se sentait pas en sûreté sur le siège de sa voiture et il craignait même de monter sur l'impériale des omnibus, à cause des étourdissements qui le frappaient à l'improviste. Les douleurs de tête n'étaient pas continues; il était quelquefois pendant une quinzaine de jours sans les ressentir, puis elles revenaient tout à coup pour disparaître de même. Il convient de noter qu'il eut aussi plusieurs attaques nocturnes; il ne l'a su que par le dire de sa femme, qui, venant à l'appeler et n'en tirant pas de réponse, fit chaque fois appeler un médecin. Les jours qui suivaient il avait de la courbature et un peu de surdité; il nous a dit ne s'être jamais mordu la langue.

En même temps, vers le commencement de 1875, il constata l'apparition de petites tumeurs dans les parois du tronc et de la poitrine. Un médecin qu'il vit à cette époque lui administra de l'iodure de potassium. Depuis, les tumeurs ont fait leur apparition dans toutes les régions du corps, et c'est ce qui l'a décidé à venir se faire soigner à l'hôpital.

Etat actuel. — Au moment de son entrée, il présente à peu près dans toutes les parties du système musculaire de petites tumeurs ou nodosités indolores, oblongues, de la grosseur d'un pois jusqu'à celui d'une petite noisette. Quelques-unes étaient moins développées, les plus grosses ne dépassaient pas un maximum, le même pour toutes Ces tumeurs, dont on ne peut évaluer le nombre, et dont les unes font saillie sous la peau, tandis que les autres sont situées dans les couches profondes, firent porter à M. le professeur Broca le diagnostic de cysticerques. L'examen direct confirma cette donnée. L'une de ces petites tumeurs fut incisée sur l'avant-bras droit; à travers les fibres musculaires écartées, on reconnut un kyste que l'on put faire saillir au dehors à l'aide d'une spatule. Vidé et porté sous le champ du microscope, on reconnut la vésicule et le scolex du tænia solium avec ses quatre oscules, son rostre arrondi et ses deux rangs de crochets.

Rien sous la langue ni autour de cet organe.

L'examen ophthalmoscopique de M de Wecker ne donne qu'un peu d'hypérhémie rétinienne.

Les kystes que l'on pouvait le mieux sentir sous la peau accusaient une dureté considérable et l'on comprend que dans certains cas on ait pu les confondre avec des tumeurs fibreuses ou même avec des productions du molluscum. La plus forte pression exercée sur eux ne déterminait aucune douleur; néanmoins sur certains points où les kystes étaient en plus grand nombre et comme agglomérés, le malade accusait de la sensibilité; un point entre autres se faisait remarquer comme sensible, c'était sur un groupe de kystes situés au devant du foie; mais jamais

Les tumeurs formées par ces kystes ont ceci de particulier, qu'elles sont de forme ellipsoïdale, à contours très réguliers, et que le grand axe de l'ellipse est toujours dirigé dans le sens des fibres musculaires. On pouvait s'assurer exactement de cette disposition en palpant, par exemple, les tumeurs situées dans le trapèze et le rhomboïde. Leur plus grande longueur pouvait être évaluée à 0m,012 ou 0m,014, et leur largeur à 0m,007 ou 0m,008. Les régions qui en présentaient en plus grand nombre étaient les muscles de la région antérieure de la poitrine, les pectoraux, les muscles du dos et de l'épaule, le biceps et les muscles de l'avant-bras; les membres inférieurs en présentaient aussi, dans la fesse, les muscles de la cuisse et du mollet; mais on peut dire que les trois quarts du nombre apparent des tumeurs avaient pour siège les régions sus-diaphragmatiques. On n'en a trouvé aucune dans les mains et dans les pieds, à la paume non plus qu'à la plante; mais on pouvait en sentir quelques-unes dans les muscles de la face et sur les parties latérales du cuir chevelu. Les muscles de la nuque et du cou en contenaient aussi.

Traitement. — En vrai chirurgien, M. Broca songea à détruire ces parasites par des moyens mécaniques. Il ponctionna chaque kyste avec une aiguille à cataracte, puis, l'aiguille retirée, il écrasait la tumeur sous ses doigts. Il a ponctionné ainsi dans l'espace de deux mois et demi 375 kystes. La résolution des kystes n'a pas lieu instantanément; chez certains elle ne s'est opérée qu'un mois après la ponction. Mais alors il ne faut pas croire que toute trace de la tumeur disparaisse; les kystes se sont transformés en grains d'orge, ils se sont ratatinés, surtout dans le sens de la largeur, tandis que la longueur ne diminue presque pas. Au bout de près de trois mois, le malade a pu sortir de l'hôpital, ne présentant plus de tumeurs normales de cysticerques appréciables.

Nous devons ajouter que, le 2 janvier 1876, il eut une dernière attaque, qui fut de courte durée. Il prit un air égaré, ne tomba même pas et un quart d'heure après il n'y paraissait plus, sinon qu'il conserva pendant quelques jours un peu de surdité. Vers le même temps il raconta qu'il rendait des anneaux de ver solitaires, et cela depuis près de quatre ans. Pendant le siège, il lui était arrivé, comme à tout le monde, de manger de la viande de porc ou de chien qui n'était pas toujours bien cuite.

On lui donna une forte dose de kousso, et le malade rendit des cucurbitains en grand nombre; malheureusement, avant la visite, il jeta ses déjections et depuis il ne rendit plus trace de tœnia. Un petit fragment ancien conservé sur une carte fut soumis à M. Davaine; il lui a paru insuffisant pour déterminer la nature du tænia.

Obs. VI. — (E. Lancereaux, Archives générales de médecine, novembre 1872, p. 543.)

Cœlina H..., âgée de 43 ans, après avoir travaillé dans une fabrique d'Amiens, s'est fixée à Paris, où depuis 12 ans elle exerce la profession de chiffonnière. Elle a eu deux enfants qui sont morts et une fausse couche il y a seize ans. Jusqu'au mois de mai dernier 1871, elle habite avec son mari dont la santé ne laissait rien à désirer, et depuis lors elle l'a perdu de vue. Cette femme n'accuse aucune maladie sérieuse; elle prétend n'avoir jamais été atteinte par le ver solitaire; mais il y a un peu plus de deux ans qu'elle s'est aperçue de petites saillies ou tumeurs à la surface de son corps.

Le 2 octobre 1871 elle venait nous demander son admission à l'hôpital Saint-Antoine, pour des vomissements survenus depuis peu. Il fut facile de reconnaître que ces vomissements avaient pour cause une hernie mal contenue et douloureuse. Cette hernie réduite et maintenue, les vomissements ne tardèrent pas à disparaître et la malade s'apprêtait à demander sa sortie; mais l'existence de nombreuses tumeurs qu'elle portait sur son corps nous engagea à la retenir pendant quelques jours. Les tumeurs qui occupent le cou, le tronc et les membres sont situées tant dans le tissu cellulaire sous-cutané que dans les muscles; leur nombre est considérable et leurs caractères sont partout semblables. Du volume d'une noisette ou d'un noyau d'olive, ces tumeurs ne sont pas entièrement sphériques, mais ellipsoïdes avec un grand diamètre parallèle à la direction des fibres musculaires et des troncs vasculaires. Elles sont lisses, régulières, dures, résistantes, mobiles, indolentes même à la pression la plus énergique. Leur siège dans les aisselles et dans les aines nous fit songer tout d'abord à une hypertrophie des glandes lymphatiques ; mais leur existence à l'avant-bras et dans beaucoup d'endroits où les glandes font absolument défaut, dut nous faire éloigner cette première hypothèse, qui se rapprochait de celle qui a été émise dans le cas observé par Warthen. La pensée qu'il s'agissait ici de névromes multiples était très admissible ; mais l'indolence des tumeurs ainsi que leur grand nombre en des endroits où les troncs nerveux ne sont pas abondants, contribua à faire rejeter cette seconde hypothèse. D'un autre côté, il était difficile de croire à des fibromes, vu la mobilités des tumeurs, même de celles qui se rapprochaient le plus de la peau. Nous nous décidâmes alors pour éclairer le diagnostic á faire l'incision de ces productions, et, à cet effet, nous choisîmes l'une d'elles superficiellement située à la face antérieure de la cuisse droite.

Cette tumeur pressée entre les deux doigts de la main gauche fut ponctionnée à l'aide d'une lancette ; il s'en écoula un liquide clair, limpide et transparent ; la pression fit sortir en même temps une membrane transparente ou opaline, sorte de paroi kystique qui fut examinée au microscope. Ce kyste présentait deux parties : une première poche plus grande se trouvait incisée, et dans son intérieur il se trouvait une poche plus petite. L'examen de la première de ces poches nous porta à songer à un ver vésiculaire ; la seconde en nous permettant de voir les crochets de ce ver, nous fit reconnaître l'existence d'un cysticerque; et, comme il y avait tout lieu de croire que les nombreuses tumeurs présentées par notre malade ne différaient pas de celle-ci, le diagnostic porté fut : ladrerie.

Toutefois la malade effrayée par l'opération nullement sanglante qui lui avait été faite, mais surtout inquiète de l'intérêt que nous offrait son affection, demanda sa sortie. On l'engagea à revenir, et le 5 janvier, se trouvant sans ressource, elle demanda une nouvelle admission.

L'état dans lequel nous la trouvons à cette époque est le suivant : Embonpoint médiocre, légère décoloration des téguments, dyspnée et essoufflement pendant la marche et dans l'action de monter un escalier, diminution des forces musculaires pendant environ un an et fatigue rapide, principalement aux membres inférieurs.

Le tissu cellulaire sous-cutané et intermusculaire est le siège de petites tumeurs olivaires très dures, mobiles et absolument indolente ; les unes saillantes sous la peau, les autres plus profondément situées et faciles à sentir sous les doigts.

Les pieds sont exempts de ces tumeurs qui apparaissent en avant des malléoles, au niveau des gaînes tendineuses. et que l'on sent en grand nombre dans le tissu cellulaire sous-cutané et intermusculaire des régions antérieures et postérieures des deux jambes. Les muscles de la cuisse, le triceps crural notamment, sont farcis des mêmes tumeurs, ainsi que les muscles fessiers.

Dans les aines, ces tumeurs sont en grand nombre et situées sous le fascia lata. Le tissu sous-cutané de l'abdomen renferme plusieurs kystes mobiles, fermes et de petit volume; la main appliquée au niveau des muscles abdominaux perçoit facilement la sensation des mêmes tumeurs très nombreuses dans les interstices de leurs faisceaux. Les muscles du dos n'en sont pas davantage préservés; mais les muscles du thorax et les pectoraux surtout sont presque entièrement étouffés par ces mêmes lésions. La main, appliquée à plat sur ces muscles perçoit, pour ainsi dire, une sensation analogue à celle qu'elle éprouverait en pressant un sac de noix. Les membres supérieurs présentent un grand nombre de ces tumeurs superficiellement situées et disposées suivant la direction des vaisseaux. Dans les aisselles, les fosses sus-claviculaires et en général dans le tissu cellulaire sous-cutané, comme dans les muscles du cou, ces tumeurs sont extrêmement abondantes. Elles se retrouvent aussi nombreuses sous la mâchoire inférieure, où quelques-unes sont apparentes sous la peau. L'une d'elles, au contraire, fait saillie à gauche sous la langue et rappelle l'importance attachée à ce siège chez le porc, d'où la fonction des *jurés langueyeurs* d'autrefois. Les massé:ers en renferment un certain nombre; mais les tissus de la tête paraissent en être exempts.

Le nombre des tumeurs ainsi situées dans le tissu cellulo-adipeux, dans les muscles ou dans le tissu conjonctif intermusculaire, est tellement considérable qu'on peut sans exagération les évaluer à plus d'un millier. Les désordres qu'elles déterminent sont néanmoins insignifiants, nuls pour ainsi dire; ils consistent uniquement dans un sentiment de fatigue et de pesanteur qui, depuis quelque temps, se fait sentir surtout à la partie supérieure des cuisses, beaucoup plus rarement dans les jambes. D'ailleurs, non seulement la plus forte pression exercée sur ces tumeurs ne produit aucune sensation douloureuse, mais les tissus au sein desquels elles sont développées n'en souffrent en aucune façon : leur mobilité est le meilleur indice du peu d'irritation qu'elles déterminent dans leur voisinage.

Dire si les organes internes sont complètement exempts de ces parasites est chose difficile. La vue n'est pas troublée et l'examen ophthalmoscopique des yeux pratiqué par M. le Dr Giraud-Teulon et par moi, a montré qu'il n'y avait dans ces organes aucun cysticerque; toutefois les papilles optiques ont paru légèrement hypérémiées. La malade se plaint d'avoir été plusieurs fois atteinte de vertiges; mais loin de suivre une marche ascensionnelle, ce symptôme a plutôt diminué de fréquence, il n'est du reste accompagné d'aucun autre trouble. Le pouls est normal et le cœur ne présente pas de désordres appréciables. Il existe néanmoins une toux sèche ou accompagnée de crachats muqueux, un léger degré de dyspnée, et il se produit facilement de l'oppression pendant la marche; l'examen physique du poumon, il est vrai, ne révèle aucun signe certain d'altération, pourtant la base droite donne un peu moins de son à la percussion, les râles muqueux y sont quelquefois perçus par l'oreille, et l'expansion vésiculaire est affaiblie. Le foie ne dépasse pas le rebord costal; les urines sont normales, la miction est facile. La rate présente un volume ordinaire. La menstruation irrégulière est quelquefois accompagnée de coliques plus ou moins vives, quoique l'utérus paraisse sain. L'appétit est conservé, mais il n'est pas rare de voir se produire un léger état saburral des voies digestives; les matières fécales ne renferment aucun fragment de tœnia.

Le péritoine et les plèvres sont intacts, et par conséquent l'existence de cysticerques dans les organes internes n'est nullement prouvée.

Tel était encore l'état de cette malade lorsqu'elle fut présentée par nous à l'Académie, le 13 février dernier.

Quelques-uns des membres de cette savante compagnie, conservant des doutes sur la nature des tumeurs observées chez cette femme, nous la décidâmes à se laisser enlever un nouveau kyste, M. le professeur Richet voulut bien procéder lui-même à cette opération, qu'il pratiqua un peu au-dessus et en avant du poignet droit. Ainsi qu'il était arrivé la première fois, le kyste laissa échapper un liquide clair et transparent, et M. Collin, qui prit la peine d'en faire la préparation, montra sous le champ du microscope le cysticerque tout entier. Celui-ci renfermé dans une vésicule intérieure elliptique, pourvue d'un pertuis très petit, présente une tête ou scolex munie de quatre ventouses et d'une proboscide armée d'une double couronne de crochets au nombre de vingt-neuf, dont quatorze grands, longs de 0^{mm},179 et quinze petits longs de 0^{mm},113. Son corps est cylindrique, plissé transversalement et incrusté de corpuscules calcaires. Notre diagnostic se trouvait ainsi confirmé.

En résumé, une femme portait depuis plus de deux ans des tumeurs disséminées sous la peau et dans les muscles, sans éprouver d'altération notable dans sa santé. Quelques vomissements causés par une hernie, l'ayant amené à l'hôpital, nous fûmes frappé de la multiplicité de ces tumeurs et de leur indolence; aussi malgré une consistance qui rappelait celle des fibromes, il paraît nécessaire pour éclairer le diagnostic, de faire une incision sur l'une d'elles. Cette incision, pratiquée à l'aide d'une lancette, donne issue à un liquide clair, transparent et à une membrane ou poche kystique qui, examinée au microscope, permit de constater l'existence d'un cysticerque.

En dehors de l'intérêt particulier qu'il présente, ce fait montre bien l'importance de l'application du microscope à la clinique, et en effet, jusqu'à ce jour, les cas du même genre n'ont guère été observés qu'après la mort.

Obs. VII. — Généralisation de cysticerques chez l'homme, par M. Delore de Lyon, recueillie par M. Bonhomme, interne du service. Résumée.

Pierre M..., 77 ans, entre à l'Hôtel-Dieu le 20 novembre 1862. Catarrhe pulmonaire et faiblesse générale considérable. Le 9 février 1863, chute et fracture du col du fémur.

On remarque de petites tumeurs disposées en chapelet sur la poitrine, le long des bras, aux coudes et dans les aisselles. Un œdème considérable empêchait d'en observer sur les membres inférieurs. Ces tumeurs étaient sous-cutanées ; elles n'adhéraien ni à la peau ni aux parties profondes ; quelques-unes semblaient reliées entre elles par des liens fibro-cellulaires, car les mouvements se transmettaient facilement des unes aux autres. La peau qui les recouvrait n'offrait aucune altération ; elles avaient le volume d'un baricot, elles étaient très dures et l'on ne pouvait y percevoir la moindre fluctuation. Par voie d'exclusion, on pensa qu'il s'agissait là de tumeurs fibro-plastiques.

Affaissement du malade devint de plus en plus profond, somnolence ; la vue et l'ouïe sont très affaiblies. La mort survient le 16 avril.

Autopsie. — Plusieurs cysticerques dans le tissu cellulaire sous-cutané. Muscles pâles, décolorés, se déchirant facilement. Tous les muscles du tronc et des membres présentèrent de nombreux cysticerques; le diaphragme en contenait un très gros, à peu près du volume d'une amande. Nous en avons extrait 900 des muscles, ce qui nous permet d'évaluer à 2,000 les cysticerques du tissu conjonctif sous-cutané, sous-aponévrotique et intermusculaire, en tenant compte approximativement de ceux que nous avons laissés. Ils occupent surtout les points d'insertion des muscles ; leur plus grand diamètre est dirigé parallèlement aux fibres qu'ils écartent sans les détruire : ils sont aussi logés dans les espaces intermusculaires.

Pas de cysticerques dans les os, rien dans les yeux. Un à la base de la langue.

Foie, rate et reins normaux. Le pancréas contenait un cysticerque. Le mésentère en était littéralement farci. Les parotides en renfermaient plusieurs. Trois ou quatre sur les côtés du larynx seize dans les poumons, un dans la paroi antérieure du cœur. Les intestins soigneusement examinés ne contenaient ni tænias, ni vers d'aucune espèce, 111 cysticerques dans les centres nerveux : 22 pour les méninges, 84 pour le cerveau, 4 pour le cervelet, 1 pour la moelle allongée. Cerveau mou et diffluent.

Description des cysticerques. — Suivant le siège, ils présentent des différences de forme et de consistance. En général, ils se rapprochent tous plus ou moins de la forme d'une capsule de copahu très allongée, dont le grand diamètre varie de 15 à 30 millimètres ; le petit, de 5 à 6 millimètres.

Ceux du cerveau s'éloignent beaucoup de ce type général ; les uns ont des expansions vésiculaires, d'autres un étranglement qui semble les diviser en deux, en forme de bissac.

La résistance de la vésicule est plus ou moins grande, suivant le tissu qu'elle occupe. A travers ses parois transparentes on aperçoit un petit corps blanchâtre du volume d'un grain de millet ; c'est le scolex. Dans le point ou celui-ci se rattache à la vésicule, on voit un petit pertuis qui est l'orifice d'invagination de l'animal.

Les préparations de M. Bertolus ont permis de constater une longueur de 10 à 15 millimètres, une largeur de 2 à 3. Tête avec 4 ventouses et une double rangée de crochets, 30 à 34. Autour des ventouses, canaux anastomosés entre eux pour se former deux plus larges qui longent tout le corps. Celui-ci renferme de petites granulations calcaires et est sillonné de plis transversaux dus à la position que prend le scolex invaginé. Plusieurs de ces animaux étaient vivants; quatre avaient subi la transformation calcaire en conservant leur forme (compte-rendus, Soc. de Biologie, 1864, p. 62).

Obs. VIII. — (Traduite de Lewin, l. c. p. 609.)

Homme, 22 ans, présentait cinq tumeurs sous-cutanées, du volume d'une cerise à celui d'une noisette, trois dans la région hypogastrique droite et la dernière sur les muscles fessiers du côté droit. Ces tumeurs sont ovales, dures, indolentes même à une forte pression, mobiles dans le tissu cellulaire sous-cutané et sans rougeur de la peau. Elles furent prises d'abord pour des gommes syphilitiques, mais l'extirpation de l'une d'elles suivie de l'examen microscopique fit voir le cysticerque avec ses quatre ventouses et sa couronne de trente crochets.

Obs. IX. — (Lewin, l. c., p. 611.)

Homme, 28 ans, observe depuis deux ans des grosseurs présentant les caractères signalés dans le cas précédent : treize sont disséminées dans le dos, six sur les membres supérieurs, une sur le front. On songea d'abord à des productions syphilitiques, puis à des kystes (?) L'examen de la tumeur de la tête, démontre ici encore la nature parasitaire de l'affection.

Obs. X. — (Paulicki, Memorabil, XIV, 5 juin 1869.)

Cysticerques en grand nombre dans le cerveau, le cœur et les muscles. Le diagnostic était possible pendant la vie à cause de la présence sous la peau de tumeurs rondes, du volume d'un pois.

Obs. XI. — Cysticerques chez l'homme. Mort.

Homme de 32 ans, mourut au Val-de-Grâce, après avoir présenté pendant quinze jours les symptômes suivants. Malaises; inappétence, maux de tête, apyrexie complète, puis hébétude, somnolence, coma, — A l'autopsie on trouva deux cysticerques près de la scissure de Sylvius, trois, près des veines choroïdiennes et un à la base du cerveau. Les muscles étaient farcis de cysticerques dans les espaces interfibrillaires tant le cœur que les muscles du tronc et des membres. (Dr Onimus, Gaz. Hôpitaux 1865, p. 137)

Obs. XII. — Cas de Ordonnez et Chaillou.

Jeune femme morte de péritonite et apportée à l'amphithéâtre de Clamart. En faisant une ligature on était tombé à côté d'un interstice musculaire contenant des vésicules allongées, transparentes, de 10 à 12 millimètres de longueur sur 6 à 5 de diamètre transversal.

Des sections nombreuses pratiquées dans le tissu cellulo-graisseux sous-cutané qui atteignait au moins 3 centimètres d'épaisseur ne découvrirent aucune vésicule ; mais on en trouvait à la partie superficielle des muscles. sous l'aponévrose d'enveloppe. On en rencontrait en grand nombre dans les muscles des membres inférieurs; jusqu'à 20 ou 25, dans un carré de 5 centimètres. On en trouva aussi dans les membres supérieurs, et dans les psoas iliaques (Société de Biologie, 1862, p. 76).

Obs. XIII. — (Gazette médicale de Paris. Leudet, 1853, p. 380).
Résumée.

Femme, 28 ans. Depuis vingt-deux mois, plusieurs attaques épileptiformes, céphalalgie générale gravative, affaiblissement de la vue, bourdonnements dans les oreilles, diminution des forces. Après avoir pris une dose de racines de grenadier, elle rendit, dit-elle, un ver solitaire. En février 1852, les attaques sont plus fréquentes, et suivies d'une faiblesse plus marquée ; la vue est presque complètement perdue, la céphalalgie persistante. La mort survient dans le coma, un an après la première admission de la malade à l'hopital de la Charité.

A l'autopsie, on trouve vingt-deux cysticerques, tant dans les membranes que dans le parenchyme du cerveau ; une vingtaine, de forme plus allongée extérieurement que ceux du cerveau, sont situés dans les muscles des membres supérieurs et inférieurs, et dans les pectoraux.

Obs. XIV. — (Stich, Charité-Annalen. Jahrg. 1854, p. 179.)

Femme, 36 ans, examinée à l'occasion d'un accouchement, offrait sur tout le corps, et notamment sur les muscles fessiers, de nombreuses tumeurs plus grosses qu'une fève. Succombant deux ans après, au choléra, on trouve à l'autopsie un nombre considérable de cysticerques sous la peau et dans les muscles. Les fessiers en renfermaient 90, le reste du corps, 400 ou 500, les parois du cœur deux.

Obs. XV. — Stich, l. c.)

Homme atteint de gale, présente sur toute la surface du corps, dans le tissu cellulaire sous-cutané, et les muscles superficiels des tumeurs disséminées. L'examen microscopique démontre leur nature parasitaire.

Obs. XVI. — Stich, l. c.)

Homme syphilitique, 26 ans. Trente-sept tumeurs du volume d'une noisette siègent dans le tissu cellulaire sous-cutané des bras, des jambes et du tronc. Prises pour des gommes, on avait institué sans succès un traitement anti-syphilitique. L'incision d'une tumeur permet de constater le cysticerque.

Obs. XVII. — (Stich, l. c., p. 200.)

Jeune femme présentant le groupe symptomatique suivant : picotements au niveau du cœur, mal de tête, étincelles dans les yeux, oppression, etc., mourut le troisième jour. A l'autopsie, on trouva une hypertrophie de cœur, puis des grains de ladrerie en grand nombre dans les intestins. Il y avait aussi des cysticerques sous la peau.

Obs. XVIII. — Tumeurs sous-cutanées renfermant des vers vésiculaires, par le Dr Raikem.

Homme, 60 ans. Vaste abcès consécutif à un traumatisme situé dans la région lombaire, contenant des cysticerques répandus en outre dans plusieurs muscles et dans le tissu cellulaire sous-cutané. Petits corps blancs, arrondis, dont le diamètre égalait 2 millimètres environ, contenus dans les kystes de 12 millimètres de long sur 5 m. 25 de large. Offrent tous les caractères spécifiques assignés par les naturalistes à la fina muscolare et au cysticerque cellulaire (*Journ. de méd. chir. de Bruxelles*, 1845, p. 543).

Observation. XIX.

Dans le cadavre d'nne femme de 50 ans environ, Demarquay trouva le système musculaire parsemé d'une multitude de vésicules ovalaires, les unes du volume d'une olive, les autres plus petites. Il y avait deux cysticerques globuleux, gros comme un pois, dans le poumon droit, et d'autres dans les membranes du cerveau. Etudiés par Gervais et Desormeaux, ils présentaient tous les caractères signalés par Bremser (Bulletin Soc. Anat. 1845),

Obs. XX. — Cysticerques trouvés dans les muscles d'un cadavre. Gerlach.

Vieille femme, présentait dans presque tous les muscles, surtout dans ceux des bras et des cuisses des kystes elliptiques de 1 à 2 centimètres de long sur 6 à 9 mill. de large. Ces kystes, transparents au milieu, opaques aux extrémités, sont situés entre les faisceaux musculaires, et enveloppés d'une couche celluleuse.

ils contiennent un liquide aqueux et un corps blanc allongé qui offre au microscope : une tête carrée avec quatre ventouses, une couronne de crochets et des globules de pigment noir ; un cou garni de plis transversaux et un corps se terminant en un gonflement dans l'intérieur duquel la tête se trouve cachée par invagination, (*Gaz. hôpitaux*, 1844, p. 596).

Obs. XXI. — Cas de Krukenberg.

Homme, 50 ans. En l'auscultant, on trouva sur la poitrine et ensuite sur les autres parties du corps 40 tumeurs. Le malade les observait depuis un an, mais elles ne lui occasionnent ni gêne, ni douleur. L'extirpation d'une tumeur confirma le diagnostic de cysticerque déjà porté après l'examen. (Sendler, Diss. cyst. cellul, monograph. 1843).

N° de l'obs.	OBSERVATIONS.	Sexe	Age.	NOMBRE DES KYSTES.	DIMENSIONS.	DESCRIPTION DES CYSTICERQUES.
I.	Dr Duguet.	H.	27	70—80	13 mm sur 8.	Représente une admirable tête de ténia armé avec 4 ventouses et 36 crochets. Granulations pigmentaires au voisinage des crochets. Corps cylindrique composé d'anneaux transversaux.
II.	Dr Rathery.	H.	32	17	Vol. d'un noyau de cerise.	Double couronne de crochets entourant une masse de granulations noiratres. Tête rattachée à la vésicule par un cou d'apparence granuleux.
III.	Dr Féréol.	H.	?	50	Vol. d'une petite noisette.	Double couronne de crochets.
IV.	Dr Boucaud.	H.	40	Nombr. consid.	10 à 15mm sur 5 environ.	Tête surmontée d'une double couronne de crochets placée entre 4 ventouses.
V.	Dr Broca.	H.	27	400—500	12 à 14mm sur 7 à 8.	Oscules. Rostre arrondi et deux rangs de crochets.
VI.	Dr Lancereaux.	F.	43	1.000	Vol. d'une noisette ou d'un noyau d'olive.	Tête munie de 4 ventouses et d'une proboscide armée d'une double couronne de crochets, 14 grands et 15 petits. Corps cylindrique plissé transversalement.
VII.	Drs Delore et Bonhomme.	H.	71	2.000	15 à 30mm sur 5 à 6.	Tête avec 4 ventouses et une double rangée de crochets. Corps renfermant des granulations calcaires et sillonné de plis transversaux.
VIII.	Dr Lewin.	H.	22	5	Vol. d'une cerise.	Cysticerque avec 4 ventouses et 30 crochets.
XI.	Dr Gerlach.	F.		Grand nombre.	1 à 2 c. sur 6 à 9mm.	Tête carrée, 4 ventouses. Couronne de crochets entourés de globules de pigment noir. Cou garni de plis transversaux.

SECONDE PARTIE

ETUDE CLINIQUE DE LA LADRERIE.

Nous allons envisager ici l'affection ladrique dans les lésions qu'elle occasionne, dans les signes diagnostiques qu'elle fournit à l'observateur, et dans le pronostic qu'elle comporte ; puis nous la suivrons ensuite dans les différentes phases de son évolution, et enfin nous passerons en revue l'ensemble des moyens thérapeutiques propres à la prévenir où à la combattre. Pour être complet, ce chapitre de pathologie devrait comprendre aussi l'examen des conditions étiologiques qui peuvent occasionner la maladie ou en favoriser la production. Toutefois, pour des raisons déjà indiquées plus haut, nous éviterons, pour l'instant, toute question de pathogénie, nous réservant d'aborder cette partie de notre travail et de lui attribuer tout le développement qu'elle exige, dans un chapitre spécial.

ANATOMIE PATHOLOGIQUE.

La ladrerie est constituée essentiellement par la présence dans différentes parties du corps de grêlons (χαλαζαί, grando) ou kystes contenant dans leur intérieur le cysticerque de la cellulosité. Ces kystes siègent de préférence dans le tissu conjonctif sous-cutané ou inter-musculaire ; on les trouve encore dans le parenchyme de la plupart des viscères tels que les centres nerveux, le foie, les poumons, etc.

Ces vésicules, de forme et de volume variables, sont d'un gris blanchâtre qui se confond presque avec la coloration des fibres du tissu conjonctif au milieu duquel elles sont plongées. Leur surface extérieure adhère par de lâches tractus celluleux à ce même tissu conjonctif. Elles présentent souvent un ou plusieurs points d'un blanc laiteux, tranchant sur la transparence assez marquée du reste du kyste. La ponction donne issue à un liquide limpide ne contenant aucun élément figuré ; en même temps on voit apparaître flottant dans le liquide, une vésicule blanchâtre qu n'est autre que le cysticerque.

Les cysticerques sont ordinairement pourvus d'une double enveloppe. L'une, extérieure, est formée d'une trame de fibres conjonctives dont l'épaisseur est variable : elle contient des vaisseaux. La membrane interne, concentrique à la première, est transparente, ne contient ni vaisseaux, ni fibres conjonctives et se continue en un point avec le scolex dont elle n'est que la dilatation servant à l'envelopper par le fait de son invagination.

L'enveloppe extérieure, dite adventice, n'appartient pas en propre à l'helminthe ; ce n'est pas un exsudat du jeune ver, mais un produit du travail prolifératif suscité dans le tissu cellulaire par la présence de l'embryon hexacanthe en voie d'évolution.

Les enveloppes présentent une ouverture, une sorte de hile ou de pertuis entouré d'un cercle blanchâtre, par où sort l'animal, quand il projette au dehors sa tête et son cou, sous forme d'un très petit tubercule blanc (1).

C'est sans doute au développement lent et progressif du scolex, autant qu'à sa nature même d'être organisé et vivant, qu'il faut attribuer le peu d'intensité des phénomènes réactionnels imprimés aux tissus voisins. Bien différemment se comportent les corps inorganiques, dont la présence au sein des tissus provoque presque toujours une phlegmasie locale allant jusqu'à la suppuration, et la formation d'un abcès dont le rôle est d'éliminer le corps étranger. Au contact du parasite, les éléments histologiques réagissent avec modération pour lui fournir seulement un abri, une protection, pour l'isoler enfin dans une enveloppe où il pourra vivre en attendant son passage dans le tube digestif d'un carnassier. Cette enveloppe protectrice n'est pas sans présenter une certaine variabilité dans son épaisseur et dans sa densité ; c'est qu'elle est le produit de différents facteurs très variables eux-mêmes, tels que le volume du cysticerque, l'irritabilité du milieu envahi (Lewin) et la quantité plus ou moins grande du tissu cellulaire ambiant.

Nous devons ajouter que la membrane adventice n'est pas constante. De Gräfe l'a vue faire défaut 3 fois sur 10 ; Lewin, 1 fois sur 5. Ces cysticerques, à l'état de liberté peuvent vivre et on en a trouvé plusieurs libres et vivants dans les ventricules du cerveau et même à la base de cet organe (Küchenmeister). Parfois

(1) Laboulbène. Bulletin gén. thérap., p. 385, 1872.

le scolex privé d'enveloppe a pour siège la dilatation anévrysmale d'une artère; c'est ainsi que Zeder l'a rencontré dans une artère de la base du cerveau. Il est probable qu'il faut alors attribuer le défaut de protection de l'entozoaire à son contact avec une surface épithéliale (endothélium-épendyme); leur état de vie s'expliquerait peut-être par le milieu liquide dans lequel ils sont plongés (sang et liquide céphalo-rachidiens).

On n'a guère signalé de lésions produites par la vésicule ladrique sur les éléments qui l'entourent et particulièrement sur les fibres musculaires. A peine a-t-on noté dans les cas où le cysticerque était très abondant, la pâleur, la décoloration et la friabilité des muscles; et encore le plus souvent, une affection concomitante empêche de bien faire la part de ce qui revient aux parasites dans cette altération.

Il est peu probable qu'on puisse trouver des lésions aussi considérables que dans la trichinose, où les faisceaux musculaires subissent la transformation graisseuse (Cornil et Ranvier). Les observateurs nous font remarquer un écartement des fibres musculaires au milieu desquelles siègent des kystes, mais sans nous rien dire des modifications qu'à pu subir la fibre elle-même.

SYMPTOMATOLOGIE.

Les phénomènes par lesquels s'accuse l'infection ladrique peuvent se diviser en deux groupes : le premier comprendra l'énumération des différents caractères des kystes à cysticerques; le second l'étude des symptômes qu'ils peuvent occasionner.

La maladie se manifeste par l'apparition de petites tumeurs plus ou moins nombreuses occupant les muscles et le tissu cellulaire sous-cutané; ce sont ces derniers qui, en raison de leur situation superficielle, permettent une exploration facile pendant la vie.

Situation. — Elles sont situées, comme nous l'avons vu, dans le tissu cellulaire sous-cutané et inter-musculaire. Il est rare qu'on n'en trouve pas sous la peau, mais il peut arriver cependant que les plus superficielles soient sous-aponévrotiques et alors si le sujet est pourvu d'une certaine épaisseur de tissu cellulo-adipeux, il devient impossible de les percevoir par la palpation et de les diagnostiquer pendant la vie (Obs. XII). On peut, lorsqu'elles sont accessibles au doigt, les déplacer dans tous les sens et on constate ainsi qu'elles ne contractent aucune adhérence ni avec la peau, ni avec les parties profondes. Quelquefois plusieurs kystes sont reliés entre eux par des prolongements cellulo-fibreux, et en agissant sur un seul, on les déplace tous à la fois. On les trouve encore disposés dans les couches musculaires superficielles, dans les espaces inter-musculaires et sous-aponévrotiques; ils contractent, dans cette situation, des adhérences manifestes (Obs. I). Enfin on les rencontre dans les méninges, dans les plexus choroïdes, dans les ventricules cérébraux et aussi dans le parenchyme du cerveau comme de tous les organes qu'ils sont susceptibles d'envahir.

Siége. — Il est des régions où les cysticerques se développent de préférence. C'est ainsi qu'ils paraissent plus fréquents et plus nombreux à la racine des membres. Les muscles qui en sont le plus souvent remplis sont les pectoraux, les fessiers et le *psoas*. (Sur 11 cas de cysticerques des muscles, Dressel le trouva toujours l'unique ou le principal foyer de la maladie). On les trouve encore dans la masse sacro-lombaire, dans les segments supérieurs des membres, rarement au pied et à la main (cas de Lafitte). La langue contient parfois aussi le parasite (Lancereaux, Delore et Bonhomme). Roser l'y a rencontré plusieurs fois sous forme d'une nodosité ronde, circonscrite, dure comme un petit fibrôme : il peut être placé profondément dans le milieu charnu de l'organe où il passe inaperçu. On en a signalé dans les membres du cou, de la face, le diaphragme, le cœur. On peut le trouver dans la plupart des viscères, surtout dans le cerveau où il est très commun (72 fois sur 87 cas, Dressel), rarement dans le foie, à l'inverse des échinocoques.

Dimensions. — Dans les muscles et sous la peau la grosseur du kyste est toujours comprise entre le volume d'un pois et celui d'une noisette. Son plus grand diamètre ne mesure pas d'ordinaire plus de 20 à 30 millimètres, son petit moins de 5. Le cysticerque du cerveau présente, en général, un volume moindre que celui des muscles, mais il peut aussi acquérir des dimensions bien plus considérables et on l'a vu atteindre, dans les ventricules cérébraux, la grosseur d'un petit œuf de pigeon (Joire). Les auteurs sont d'accord pour affirmer que des vésicules qui dépassent ce volume n'appartiennent pas au cysticerque celluleux.

Quel est le rapport qui existe entre le volume du

cysticerque et son âge? Pour certains helminthologistes, des cysticerques d'égal volume, sur un même individu, indiqueraient que les différents embryons ont subi leurs phases évolutives simultanément et proviennent d'une même invasion; c'est l'opinion de Stich et Ferber. Pour d'autres (Dressel, Küch, l. a p. 111), ces deux questions sont absolument indépendantes, le volume variant avec le siège et le milieu du développement. Nous verrons en effet que c'est à l'aide d'autres caractères qu'on apprécie l'âge des cysticerques.

Forme. — La forme présente un certain nombre de variétés en rapport avec le milieu. D'une façon générale, on peut dire que le vésicule a une tendance à prendre la forme sphérique; qu'elle en soit empêchée par différents obstacles, et on aura autant d'altérations diverses de la forme sphérique. Dans le tissu cellulaire sous-cutané elle demeure à peu constamment ronde. Dans les muscles elle est ovalaire, elliptique, à grand axe parallèle aux fibres musculaires; cette modification doit être rattachée autant à la tonicité propre du muscle qu'à ses contractions, deux forces qui concourent pour comprimer le kyste dans la même direction et produire son allongement.

La réunion d'un certain nombre de kystes sur le même point peut gêner leur expansion et nous donner la déformation par pression réciproque qui est signalée dans l'observation III. Si un vaisseau ou un nerf est accolé à la partie moyenne de la membrane adventive, la vésicule se trouvera partagée en deux par un étranglement et l'on aura la forme en bissac (Obs. II). Zenker a rencontré et décrit sous le nom de cysticercu racemosus sive botryoides (cysticercus multilocularis de Küch) une disposition particulière qu'on trouve à la base du cerveau. Les parasites se présentent sous l'aspect de petites vésicules, semblables à des grains de raisin, pédiculisées et siégeant dans le tissu cellulaire de l'arachnoïde, pour s'étendre parfois jusqu'aux ventricules latéraux et moyen. Une autre variété, plus rare encore, est la forme plate, ellipsoïde ou en amande (mandelform de Dressel) qui se rencontre également à la base du cerveau et résulte de la compression.

Nombre. — Le cysticerque s'observe souvent à l'état solitaire, et dans bien des cas où on constatait un cysticerque isolé, il a été impossible, après examen très-attentif, de reconnaître la présence d'un second. Et ce n'est pas seulement dans l'œil ou le cerveau qu'on a observé des vers cystiques isolés ; Dressel l'a rencontré trois fois dans les muscles, et il en existe d'autres exemples encore, tels que ceux de Laffite, Dumreicher. Mais sans tenir compte de ces cas, qui ne sont pas à vrai dire des cas de ladrerie, nous dirons que le nombre des vésicules qui peuvent exister chez un même individu est très variable, depuis deux jusqu'à plusieurs milliers. Dans les observations de MM. Duguet, Rathery, Féréol, le nombre varie de 17 à 70 ou 80 ; Stich en compte 500 à 600, M. Lancereaux, plus de mille, Delore et Bonhomme, 2,000, Chaillou 20 ou 25 dans un carré de 5 centimètres, Rendu, 36 dans la surface de section d'une portion de muscles de la cuisse pesant 340 gr. ; enfin Onimus dit que les muscles étaient comme farcis de cysticerques.

Ces tumeurs ladriques, dont nous venons de signaler les caractères physiques, présentent encore d'autres particularités qu'il importe de ne pas omettre. Leur surface lisse et nettement limitée offre à l'exploration une dureté caractéristique qui a été comparée à celle des fibrômes et mieux des cartilages. Un fait presque constant, et qui peut paraître singulier c'est l'indolence de ces productions. Les malades n'en souffrant point, ne songent ordinairement pas à les signaler au médecin, et on en rencontre qui sont incapables de donner aucun renseignement sur l'apparition de tumeurs dont ils ignoraient même l'existence.

Toutefois, il arrive qu'on observe quelques troubles de la sensibilité. C'est ainsi que dans le cas d'Himly on a noté des douleurs musculaires et des crampes du mollet; chez le malade de Krukenberg, une douleur légère, rhumatoïde, qui disparut avec l'extirpation de la tumeur. Des phénomènes douloureux ont encore été relevés dans plusieurs autres cas. Dans l'observation V, il s'agit d'un groupe de kystes situés au devant du foie et où le malade accusait de la sensibilité; dans la 4e observation on remarque des douleurs névralgiques du membre inférieur droit coïncidant avec un cysticerque très douloureux à la pression et siégeant sur le trajet du saphène externe au point de faire songer à un névrôme. Enfin M. Rathery signale une petite tumeur de la partie supérieure et interne de la cuisse gauche, dont le malade se plaignait de souffrir pendant la marche, et qui était douloureuse à la pression.

La peau qui recouvre les tumeurs n'a subi aucune

modification ; elle est seulement, dans certains cas, un peu soulevée par la saillie du kyste, mais sa coloration n'est aucunement modifiée. Les muscles dans lesquels sont logés les entozoaires, malgré l'assertion contraire de Werner, conservent leur apparence normale.

Si nous voulons maintenant passer à la description des phénomènes généraux occasionnés par les cysticerques, nous devrons nous reporter aux observations où l'infection a présenté un caractère de généralisation bien marquée.

Nous trouvons comme pouvant être attribués à la maladie les symptômes suivants: diminution des forces, malaises, courbature et douleurs vagues dans les membres. On a observé plusieurs fois un affaiblissement de la vue ; deux observations nous signalent des flammes dans les yeux sans lésions appréciables à l'ophthalmoscope. L'obtusion de l'ouïe a été aussi notée, elle coïncide souvent avec les troubles de la vision. La céphalalgie paraît avoir été un des symptômes les plus fréquents et dont les malades se plaignent le plus communément : c'est une céphalalgie continue, gravative, persistante. Les vertiges avec ou sans perte de connaissance, les étourdissements, les syncopes, les attaques épileptiformes, occupent une certaine place dans les relations de ladrerie. Est-ce à dire que tout cet ensemble symptômatique appartienne en propre à l'infection ladrique sans localisation cérébrale ? Nous ne le croyons pas. Dans la plupart des cas où, à la suite de ces troubles cérébraux, le malade a succombé, l'autopsie est venue démontrer la présence des cysticerques de l'encéphale, cause indiscutable des symptômes observés pendant la vie.

On a voulu voir là de simples désordres fonctionnels, d'ordre réflexe ou sympathique, provoqués par l'existence de tœnias dans l'intestin. Sans avoir la prétention de juger la question, nous nous permettrons de faire remarquer que l'intensité des phénomènes ne s'accorde guère avec l'explication qu'on en a voulu donner. Lewin (l. cit. p. 658) ne paraît pas se contenter, dans l'espèce, de l'hypothèse des réflexes. Il fait justement observer que dans l'Abyssinie, où le tœnia est endémique, les habitants ne paraissent pas incommodés par des manifestations réflexes. C'est du moins ce que rapportent les savants qui ont visité ces contrées: Kaschin (1), Bilharz (2), et Blanc (3).

Dans aucun des cas que nous citons de coexistence de cysticerques dans différents organes et en particulier dans le cerveau, on n'a observé de désordres du côté des mouvements; toutefois, des accidents paralytiques ont été notés par les pathologistes. Jaccoud n'admet pas comme vraie la loi formulée par Griésinger, à savoir que toute maladie qui produit une paralysie à une époque rapprochée de son début, ne peut être imputée à des cysticerques de l'encéphale (Boyron). Sur un nombre de cas assez considérable qu'ils ont recueillis, Küchenmeister et Lewin ont noté des phénomènes paralytiques plus ou moins accusés, dans la proportion suivante : Küchenmeister, sur 88

(1) Kaschin. Petersb. med. Zeitung, 1891.
(2) Bilharz. Zeitschrift d. Gesellsch. der Arzte. Wien, 1858.
(3) Blan. Gaz. hebd., 1874.

cas en cite 23 où la motricité était modifiée ou abolie dans une sphère plus ou moins restreinte et Lewin, sur 80 cas a trouvé 18 0/0 de paralysie avec ou sans épilepsie.

Nous devons signaler encore ce fait si intéressant, rapporté par M. Féréol, de la coexistence et de la contemporanéité de cysticerques sous la peau, de fragments de tœnia dans les garde-robes et de diabète sucré. L'auteur, en relevant cette particularité, se demande si le diabète, dans l'espèce, n'est pas l'expression symptomatique d'un cysticerque dont la présence dans le voisinage du quatrième ventricule déterminerait la glycosurie. Nous sommes heureux d'avoir trouvé, dans l'excellent travail de Lewin, un fait qu'on peut rapprocher avec fruit de ce dernier (1).

Homme, 33 ans, remarque depuis 1862 une augmentation de la quantité de ses urines. Cette polyurie s'accompagnait de polydipsie et de polyphagie. En même temps ses forces diminuèrent, il maigrit. Au mois d'avril 1864, il commença à perdre la parole, se plaignit d'une violente céphalalgie à droite où l'on constate de la paralysie faciale. Ses facultés intellectuelles diminuèrent et bientôt survinrent des convulsions. Les urines contiennent une forte proportion de glycose : leur quantité varie de 2,500 cent. cubes à 7,600; le poids spécifique de 1,030 à 1,035. Le malade succombe le 5 juin.

A l'autopsie on trouve quatre cysticerques dans le cerveau : l'un, situé sous la pie-mère contenant du pus, un autre déprimait la partie latérale gauche du calamus scriptorius.

L'intestin grêle renfermait quatre tœnias arrivés à leur complet développement.

En résumé, la ladredrie donne lieu à très peu de manifestations générales, et même, lorsque les muscles

(1) Frerich in Lewin, l. cit., p. 653.

sont, comme on l'a dit, farcis de cysticerques, elle ne se révèle guère que par des phénomènes locaux. Ce qui détermine ces symptômes encéphaliques souvent très graves, c'est l'existence de cysticerques dans le cerveau ou les méninges, de sorte que c'est par son siège dans les organes importants dont il trouble les fonctions, que le parasite manifeste surtout sa présence. On conçoit que ces manifestations devront être très variables, suivant les localisations de l'helminthe.

Si nous avons décrit les grêlons seulement à leur période d'état ou de complet développement, c'est que jusqu'à présent on ignore absolument à quels signes on pourrait les reconnaître lors de leur arrivee sous la peau à l'état de proscolex. Toutes les tumeurs qu'on a observées avaient acquis leur volume définitif. Dans un seul cas (Obs. IX), Lewin nous rapporte que les tumeurs se sont légèrement accrues depuis deux ans,

Nous citerons, à titre de curiosité, l'opinion de Krukenberg, quiprétend que les cysticerques cutanés augmentent de volume au printemps et diminuent en automne (Küch. l. c., p. 110).

MARCHE. — DURÉE. — TERMINAISON.

On peut diviser en quatre périodes la marche de la ladrerie : 1° Invasion ; 2° Développement ; 3e Etat ; 4° Déclin. Cette division, plus théorique que clinique, correspond aux phases d'évolution du parasite.

L'invasion, c'est la pénétration de l'embryon dans l'organisme à travers les parois du tube digestif. Après avoir creusé les tissus, il se fixe dans les muscles ou dans d'autres organes indiqués sur son itinéraire (Van Beneden). Cette période, dont la durée paraît assez courte, n'est point appréciable chez l'homme. Chez les animaux à qui on a fait avaler des œufs murs de tœnia, on observe au début, de la faiblesse, un état languissant et stupide, un pouls petit et inégal.

Aussitôt fixé dans un terrain favorable, l'embryon subit une série de modifications (voir étiologie) qui ont pour effet de le transformer en ver vésiculaire. Les helminthologistes sont d'accord pour fixer à deux ou trois mois (deux mois et demi, Küch, de Gräfe) l'espace de temps nécessaire au complet développement du cysticerque de l'homme.

A cette phase encore, l'helminthe passe complètement inaperçu et nous devons en arriver à la période d'état pour pouvoir inscrire quelque manifestation appréciable.

Chez plusieurs malades affectés de ladrerie qu'on a pu suivre, on a constaté les particularités suivantes : Les symptômes, après avoir suivi une marche ascensionnelle, demeurent quelque temps stationnaires, on observe des améliorations passagères et des reprises brusques. Puis ce mieux se soutient, non sans être interrompu par le retour des mêmes symptômes revenant à intervalles irréguliers, mais de plus en plus éloignés pour cesser tout à fait après une durée variable. Quelquefois les attaques deviennent plus fréquentes, la faiblesse plus prononcée, et le malade peut succomber plus de deux ans après le début des accidents (Obs. XII). Ces réflexions doivent s'appliquer surtout aux phénomènes cérébraux si communs dans la ladrerie,

Ainsi le malade du professeur Broca a présenté des vertiges pendant plus de quatre ans, et c'est seulement au bout de trois ans qu'ils devinrent plus rares. Dans la plupart des autres cas, les manifestations morbides ont eu une durée beaucoup moindre et il est aussi arrivé qu'ils ont manqué entièrement (Lancereaux).

Quelle est la durée de la vie du cysticerque de l'homme ? Küchenmesteir fait observer que les maladies de l'*hôte* (Wirthe ou Zwissenwirth des helmintologistes allemands), et les maladies du parasite lui-même, peuvent mettre fin plus ou moins tôt à son existence; il estime que le plus grand nombre des embryons immigrés meurent un, deux ou trois mois après leur immigration. Cette évaluation que le médecin de Zittau n'appuie sur aucun fait positif, ne nous paraît pas exacte. En effet, en consultant nos observations, nous voyons que dans la plupart des cas les kystes ont été suivis pendant six mois, un an, deux ans (Obs. II, VI, IX, XIV) trois ans (XIII-XV) et encore faut-il remarquer que les malades ont pu bien rarement en préciser le début.

On trouve encore des chiffres bien plus élevés; et c'est surtout parmi les cysticerques de l'encéphale et de l'œil qu'il faut les chercher.

Sangalli (1) signale des cysticerques du cerveau à l'autopsie d'une femme épileptique depuis sept ans.

(1) Sangalli. Ann. univ., nov. 1857.

Rodust (1) en découvrit dans le cerveau d'une jeune fille atteinte de convulsions depuis douze ans. Sämisch (2) observe un cysticerque de l'œil pendant dix ans.

Cobbold (3) fixe a huit mois la durée moyenne de la vie du cysticerque chez l'homme. Pour Uhde elle serait d'une année, et pour Hirchfeld de dix à douze ans ; cette opinion n'est pas motivée. Stich, Wagner, Maïer (4) et d'autres pathologistes adoptant l'opinion formulée par Stich estiment que le parasite peut vivre pendant une période moyenne de trois à six ans. Mais Stich lui-même avoue que son assertion est fondée sur un nombre de faits trop restreint pour avoir un caractère absolu de certitude, et qu'il est nécessaire de rassembler un plus grand nombre d'observations avant de fixer d'une façon définitive ce point important.

Quoi qu'il en soit, le ver vésiculaire finit généralement par subir une dégénérescence graisseuse ou crétacée, mais il est des exemples d'une terminaison plus rare.

Sans compter la mort accidentelle pour ainsi dire de l'helminthe, lorsque l'individu qui en est porteur vient à succomber à une maladie intercurrente, le cysticerque peut devenir le point de départ d'une formation purulente, d'un abcès. C'est ainsi que se termina le cas de Gräf rapporté par Lewin (l. cit. p. 631) ; le cysticerque de la langue pourrait aussi, d'après Roser, aboutir à un abcès. M. le professeur G. Sée (5) a pu-

(1) Rodust. Schmidt's Jahrb., 1862.
(2) Sämisch. In Küch., ouvr. cité, p. 113.
(3) Cobbold. In Gaz. hebd. med. et chir., 1872, p. 18.
(4) Maier. Lehrbuch der allg. Path., 1871.
(5) G. Sée. Bull. Société anat., 1875.

blié une observation de kystes suppurés des méninges et dans le cas de Frérichs il y avait un kyste à contenu purulent.

La présence des kystes ladriques sous la peau ne parait pas favoriser la formation des abcès et si dans un cas (obs. Raikém) on a signalé une poche purulente, il faut l'attribuer uniquement au traumatisme considérable qu'avait subi le malade.

Mais la terminaiaon habituelle des grêlons ladriques, c'est, sans conteste, la dégénérescence calcaire ou graisseuse et nous allons insister sur ce point important.

Et d'abord cette transformation n'est pas spéciale au ver qui nous occupe ; la trichine, les hydatides vieillies, etc., subissent également la dégénérescence calcaire. N'est-ce pas d'ailleurs cette calcification qui attira l'attention de G. Hilton, lorsqu'en 1832, il découvrit la trichine. « Le scalpel rencontrait sur son passage, pendant la dissection des muscles, des granulations qui émoussaient le tranchant de l'instrument. Etonné de voir dans les chairs des corpuscules durs que l'instrument entamait difficilement, il en isola quelques-uns, les examina attentivement et ensuite Owen les décrivit sous le nom de Trichina spiralis » (Van Beneden, Commensaux et parasites, p. 212).

Si nous revenons maintenant au cysticerque de l'homme, nous voyons que la dégénérescence crétacée a été observée un certain nombre de fois, ainsi que la transformation graisseuse.

« Souvent le cysticerque finit par subir des modifications qui entraînent sa mort. Dans ces conditions le kyste revient sur lui-même, il s'incruste de sels de chaux, et par son volume, comme par sa forme, il revêt l'aspect d'un grain d'orge, ce que j'ai pu constater à plusieurs reprises dans les muscles du thorax, notamment chez des individus morts de phthisie pulmonaire (1). »

On reconnaît l'âge des cysticerques, nous dit Dressel (Küch. p. 110) à la calcification et aussi au caractère d'opacité ou de transparence du liquide de la vésicule caudale. Il ajoute qu'il a trouvé des cysticerques calcifiés dans la pie-mère, dans le biceps et dans la scissure de Sylvius ; et il estime que l'existence simultanée dans un même organe de kystes calcifiés, et d'autres bien conservés, permet d'assigner à ces parasites un âge différent et de les attribuer à des invasions non contemporaines. Delore et Bonhomme ont trouvé quatre cysticerques qui avaient subi la transformation calcaire tout en conservant leur forme. Kœberlé (2) a signalé, dans le cerveau un kyste incrusté de sels calcaires qui contenait un cysticerque avec 32 crochets. Louis (3) et Frédault (4) ont observé des cysticerques du cerveau ayant subi un commencement d'altération sénile. Davy Richard (5) a publié une observation de cysticerques multiples des muscles; il a compté 50 kystes graisseux ou crétacés. Cobbold a émis cette opinion, probablement exagérée, qu'au

(1) Lancereaux. Anatomie pathologique, p. 718.
(2) Kœberlé. Des cyst. de tœnia chez l'homme. Loc. cit., p. 182.
(3) Louis. Recherches sur la phthisie, 1863.
(4) Frédault. Gaz. méd. de Paris, 1848.
(5) Gaz. hebd. méd. et chir., 1877, p. 18.

bout de 8 mois le cysticerque de la cellulosite chez l'homme subissait la dégénérescence calcaire.

Sans pouvoir préciser l'époque de cette régression, on peut voir qu'elle est fréquente, et si elle n'a pas été constatée plus souvent, c'est qu'on n'a pas toujours pu suivre les malades jusqu'au moment où elle s'opère. La transformation s'accompagne toujours de la mort de l'helminthe et la masse calcaire, celle des muscles du moins, ne tarde pas à être résorbée. Le plus souvent cette résorption consécutive s'opère lentement et il reste longtemps encore de petites indurations variant de la grosseur d'un grain de chènevis à celle d'un grain d'orge.

D'autres fois le kyste dégénéré disparaît rapidement. C'est ainsi que le malade observé par M. Duguet et chez lequel on comptait 80 kystes environ n'en présentait plus, à six mois d'intervalle, que 7 ou 8, et encore n'avaient-ils déjà plus, sauf 2 ou 3, leur volume primitif; les autres avaient entièrement disparu sans laisser la moindre trace.

DIAGNOSTIC ET PRONOSTIC.

Le diagnostic de la ladrerie ne peut acquérir une certitude absolue que par l'examen microscopique du cysticerque après extraction d'un kyste.

C'est à M. Lancereaux que revient l'honneur d'avoir le premier en France appliqué le microscope au diagnostic de cette affection.

L'ensemble symptomatique signalé plus haut, les différents caractères des tumeurs tirés de leur siége, de leur volume, de leur forme, etc. permettent d'arriver le plus souvent à poser la diagnose avant l'intervention du microscope.

Les tumeurs avec lesquelles on a pu confondre les grêlons ladriques sont nombreuses. Nous nous occuperons seulement ici de celles qui peuvent donner lieu aux erreurs les plus communes, ce sont : les gommes syphilitiques, les névromes, les fibromes et l'adénopathie syphilitique.

Stich et Lewin nous citent plusieurs exemples de tumeurs à cysticerques prises pour des gommes. Mais on se souviendra que les gommes sont souvent situées dans l'épaisseur même du derme. Celles qui occupent le tissu cellulaire sous-cutané sont caractérisées par leur forme aplatie, par leur consistance pâteuse et par leur sensibilité plus ou moins vive.

Les névromes présentent bien rarement le même caractère de généralisation. En outre leur siège sur le trajet d'un nerf, leur déplacement seulement dans un sens perpendiculaire au trajet du filet nerveux, les douleurs qu'ils provoquent habituellement, permettront de les distinguer des tumeurs parasitaires.

Le fibrome du tissu cellulaire sous-cutané, appelé encore molluscum vrai, peut s'observer en nombre considérable. Son indolence, sa forme, sa mobilité et la lenteur de son évolution pourraient le faire confondre avec le kyste à cysticerques. Mais sa consistance mollasse, son augmentation de volume et au besoin l'extirpation feront connaître cette production fibreuse.

L'adénopathie constitutionnelle présente, comme la

ladrerie, des tumeurs peu volumineuses, élastiques, roulant sous le doigt. Mais ces engorgements ganglionnaires occupent des régions spéciales : aines, aisselles, nuque, etc., et de plus ils coïncident souvent avec des éruptions syphilitiques de la peau et des muqueuses.

Pronostic. — Si les cysticerques n'envahissent que le tissu conjonctif et les muscles, le pronostic ne doit pas être grave quelle que soit la confluence de l'entozoaire. On conçoit qu'une généralisation complète puisse faire périr l'individu qui en serait porteur, mais jusqu'à présent ce fait n'a pas été observé chez l'homme.

La prognose prendra un caractère de gravité exceptionnel quand le parasite occupera des organes importants et particulièrement les centres nerveux. Dans ces circonstances, on ne devra pas annoncer toujours une terminaison fatale, mais porter un pronostic très réservé. En effet, la glycosurie par exemple, qui est signalée dans deux observations a occasionné la mort dans le cas de Frerichs, et cependant le malade du Dr Féréol n'a pas succombé. Il ne faut pas oublier que les cysticerques de l'encéphale peuvent donner la mort en quelques jours.

Enfin il est à peine besoin de signaler toute l'importance que présentent, au point de vue du pronostic, l'état antérieur du malade, les conditions hygiéniques dans lesquelles il se trouve, etc.

TRAITEMENT

On a employé ou conseillé, pour la curation de la ladrerie, des modes de traitement aussi nombreux que variés. Nous allons les passer rapidement en revue, en nous arrêtant en dernier lieu à la méthode qui nous semble ici préférable.

Certains auteurs se sont proposé de détruire le cysticerque en agissant directement sur lui ; d'autres ont mis en usage des médications internes destinées à faire périr l'entozoaire ; la plupart de ces agents thérapeutiques appartiennent à la classe des altérants.

M. le professeur Jaccoud, se basant sur les bons résultats qu'il a obtenus avec l'iodure de potassium dans plusieurs cas de kystes hydatiques du foie, propose de recourir à ce médicament et de l'administrer à haute dose (Boyron, thèse citée). On a conseillé la benzine (Mosler), la mixture de Durande, l'extrait éthéré de fougère mais à petites doses longtemps continuées, l'acide phénique, le mercure. Il est peu probable qu'aucun de ces traitements puisse arriver à détruire les parasites, et nous nous rallions à l'opinion de Küchenmeister qui juge que les médications internes ont ici peu de valeur.

On a voulu faire périr l'helminthe en l'attaquant directement. C'est ainsi qu'on a ponctionné les kystes ; c'est le procédé de M. Broca qui ponctionnait la vésicule et écrasait ensuite la tumeur sous ses doigts. M. Broca a ainsi piqué 375 kystes dans l'espace de deux mois et demi. M. Davaine recommande la ponction suivie d'une injection irritante d'alcool ou de teinture d'iode. On a enfin songé à l'application du froid et à l'emploi de l'électricité.

Ces différents moyens destructeurs locaux, tout en nous paraissant devoir donner de meilleurs résultats que les précédents, laissent encore beaucoup à désirer.

La ponction, telle que l'a pratiquée M. Broca, n'est pas faite pour encourager beaucoup dans cette voie; il suffit de prendre connaissance de ce qui suit (voir obs. V). « En effet, la résolution des kystes n'a pas eu lieu immédiatement, elle n'a commencé à s'opérer quelquefois qu'un mois après la ponction. Mais alors il ne faut pas croire que toute trace de la tumeur disparaisse; les kystes se sont transformés en grains d'orge, ils se sont ratatinés, surtout dans le sens de la largeur, tandis que la longueur ne diminue presque pas. »

Et puis il ne serait peut-être pas toujours sans inconvénient pour le malade de lui ponctionner un aussi grand nombre de tumeurs. D'ailleurs ce ne sont pas les kystes superficiels qui déterminent les désordres sérieux qu'on a signalés. Ce sont les cysticerques du cerveau qu'il est impossible d'atteindre. Et même parmi les cysticerques des muscles on n'en peut détruire qu'un bien petit nombre. Nous croyons donc que dans la plupart des cas ce n'est pas à cette méthode qu'il faut s'arrêter.

L'observation si intéressante de M. Duguet, jointe aux connaissances que nous possédons sur la terminaison des kystes ladriques nous conduisent à penser qu'il faut savoir attendre dans la marche même de la maladie une guérison qui se produira spontanément. Le malade de M. Duguet a vu le plus grand nombre de ses tumeurs se résorber complètement en quelques mois et alors qu'il n'avait rien pris qui ait pu amener cet heureux résultat.

Stich, qui a une grande expérience de ces faits, s'en tient à la méthode expectante. Ainsi c'est à l'expectation, croyons-nous, qu'il faut donner la préférence, à moins toutefois qu'on ne veuille imiter le traitement de la trichinose préconisé par le Dr Hauser (1) et fournir à l'organisme une abondante provision de sels de chaux destinés à favoriser la transformation calcaire des kystes à cysticerques.

PROPHYLAXIE.

La prophylaxie ne devrait pas trouver place ici puisque nous n'avons pas encore étudié les conditions étiologiques dans lesquelles le parasite pénètre et évolue chez l'homme. Toutefois, en admettant pour le moment que le cysticercus cellulosæ n'est que le scolex du T. solium, nous pouvons esquisser les précautions à prendre pour éviter la maladie.

Outre la réglementation proposée par Michel Lévy et qui porte sur l'abattage des porcs qui doit être fait dans les abattoirs publics et sur l'inspection des viandes de porc confiée à des hommes compétents, il est des mesures propres à diminuer les chances de contracter la ladrerie. C'est ainsi que dans une viande qui a subi une cuisson suffisante, l'entozoaire périt rapide-

(1) In Berl. Klin. Wochenschrift, VII, 1870

ment et Perroncito a démontré que si le cysticerque ladrique succombe rarement à 45°, plus souvent à 47°, ordinairement à 48°, parfois à 49°, il ne résiste qu'exceptionnellement à 50°; il succombe certainement s'il est exposé à cette dernière température pendant une minute (1).

Küchenmeister a remarqué que la ladrerie se developpait surtout chez les individus vivant dans la saleté et que les œufs de cestoïdes pénètrent quelquefois chez l'homme par les boissons, les salades et en général tout aliment préparé ou conservé avec peu de soin.

La propreté dans la préparation des aliments et dans la conservation des boissons sera donc aussi d'une utilité incontestable pour éviter l'introduction dans l'organisme de ces œufs microscopiques dont le développement constitue la ladrerie.

Nous arrivons maintenant à une question plus obscure, celle des causes qui donnent lieu à l'affection parasitaire. Nous n'en sommes plus à attribuer la présence des grêlons à une série d'influences plus ou moins étranges, telles que l'humidité, l'abus d'une mauvaise nourriture, etc.; la question n'est pas encore complètement résolue, mais elle repose actuellement sur une base scientifique indéniable. Ce qui produit le ver vésiculaire chez l'homme comme chez les animaux, c'est, dans tous les cas, l'introduction d'un ou de plusieurs œufs de tænia dans l'économie.

(1) Perroncito. In Zeitschrift f. prakt. veterinær Wiss., t. XXVI, p. 610.

TROISIÈME PARTIE

ETIOLOGIE DE LA LADRERIE.

APERÇU HISTORIQUE.

Des observateurs d'un grand mérite comme Dschudi, Creplin, Kurs, Hausmann prirent la vésicule ladrique pour une production purement inflammatoire ; d'autres virent là un processus métastatique de nature rhumatismale (cit. par Lewin). L'animalité des tumeurs kystiques, entrevue par Redi, puis confirmée par Hartmann, Malpighi, Tyson, Pallas, fit place aux hypothèses erronées antérieurement émises; la nature de la maladie était connue. Mais ce n'était encore là qu'une donnée insuffisante. L'animal trouvé, étudié dans ses caractères généraux, restait à chercher son origine, à suivre son développement.

Ce problème était d'autant plus difficile qu'on ne soupçonnait pas, il y a quelques années, qu'un parasite put vivre dans un animal autre que celui où on le découvre. Tous les helminthologistes, à peu d'exceptions près, regardaient les vers de l'intérieur du corps comme formés, sans parents, dans les organes mêmes qu'ils occupent. On avait bien vu, et même depuis longtemps, des vers parasites de poisson dans l'intestin de certains oiseaux; on avait même expérimenté pour s'assurer de la possibilité de ces passages, mais toutes les expériences n'avaient donné qu'un résultat négatif et l'idée de transmigration obligée était si complètement inconnue, que Bremser, le premier helminthologiste de son époque, criait à l'hérésie, quand Rudolphi parlait de ligules de poissons qui auraient pu continuer à vivre dans des oiseaux (Van Beneden, Commensaux et parasites, p. 9).

Lamark, au commencement de ce siècle, constate qu'il existe, chez les animaux et chez l'homme, des vers intestins, qui s'y forment, qui y naissent, y vivent, s'y multiplient, sans qu'on puisse les rencontrer ailleurs. A ses yeux, ces vers parasites sont innés ou dus à des générations spontanées qui se sont diversifiées avec le temps (cité par Van Beneden).

Ces idées mises en honneur par des zoologistes aussi distingués d'ailleurs, montrent tout le mérite de ceux qui remplacèrent par des théories nouvelles et basées sur des observations rigoureuses des faits, ces conceptions fantaisistes.

En 1842, Steenstrup publia à Copenhague un travail qui attira l'attention des naturalistes. L'auteur, après avoir rassemblé un certain nombre de faits de même ordre, énonça sous le nom de génération alternante, une loi qui généralisait ces faits.

En 1845, Dujardin fit remarquer l'analogie frappante qui existe entre les têtes des vers kystiques et celle des vers cestoïdes : on pourrait penser, dit-il, que ce sont des œufs de tænia véritable qui, portés par la circulation, dans le tissu même des mammifères n'ont pu suivre les phases ordinaires de leur existence à cause de l'épaisseur des tissus et doivent périr à l'état d'embryon hypertrophié.

En 1848, Wagener connaît non seulement le mode d'origine des vers cystiques, mais il arrive presque à la notion précise de leur transformation en tænias adultes.

Les expériences entreprises en grand nombre et dans différents pays ne tardèrent pas à juger complètement la question.

Küchenmeister fit prendre à un condamné à mort, 72 heures avant son exécution, des cysticerques ladriques, et il trouva à l'autopsie quatre jeunes tænias dont le duodenum et six autres dans l'eau qui avait servi à laver les intestins.

Le 11 décembre 1854, Humbert (de Genève) avala quatorze cysticerques ladriques. Moins de trois mois après il rendit des fragments de tænia que le professeur Vogt reconnut appartenir au tænia solium.

Le 10 août 18.., Leuckart donna à un jeune homme quatre cysticerques ladriques; sous l'influence du kousso, le sujet de l'expérience rendit, le 26 novembre, deux tænias de 2 mètres 50 de long environ.

Ainsi l'ingestion du cysticerque ladrique produit le ver solitaire chez l'homme.

D'autre part, Gervais et Van Beneden firent prendre des œufs de tænia solium à un porc et lui donnèrent la ladrerie; Humbert et Küchenmeister donnèrent des anneaux de tænia à trois cochons de lait, et ils trouvèrent quelques mois après, un grand nombre de cysticerque dans les chairs.

Rien n'est donc mieux établi que la filiation du cysticercus cellulosæ et du tænia solium et les possibilités de reproduire l'un par l'autre.

Ces résultats si curieux et si inattendus stimulèrent les helminthologistes qui entreprirent un grand nombre de recherches expérimentales.

La fréquence du tænia inerme (T. mediocancellata de Küch, et non pas mediocanellata) chez les Abyssins qui mangent la viande crue de bœuf, et chez de jeunes enfants nourris de la même manière à Saint-Pétersbourg (Knoch. 1866), les résultats négatifs de plusieurs expériences faites chez le porc, firent penser à Leuckart que le cysticerque du T inerme se développait dans l'espèce bovine.

En 1861, Leuckart administra des anneaux de tænia inerme à un veau, l'animal fut trouvé, 25 jours après, envahi complètement par des cysticerques, Mosler (1863), Cobbold et Simonds (1864), Gerlach (1870), Zürn (1872, St-Cyr (1873), Dr Jolicœur 1874). Masse et Pourquier (1876), reproduisirent la même expérience avec un égal succès.

Ajoutons que le Dr Olivier fit avaler des cysticerques de bœuf à des Hindous, il put reconnaître que le tænia inerme met douze semaines pour acquérir son complet développement. De plus le cysticerque inerme a été signalé dans la viande de bœuf, en Algérie, par Arnould et Cauvet, en Syrie par M. Talairach (2).

Ainsi, le tænia inerme a besoin, pour accomplir son évolution, de passer d'un séjour à un autre : il est

(1) Bull. thérap. Tome 93, p. 335. 1877.

stagiaire dans l'espèce bovine, il habite à l'état strobilaire l'intestin de l'homme.

On trouve encore un grand nombre de faits de même ordre tous contrôlés par des expériences. C'est ainsi que M. Baillet nous a fait connaître la transmigration du cysticercus tenuicollis, ver vésiculaire qui hante le péritoine du bœuf, de la chèvre, du mouton et qui devient tænia dans le tube digestif du chien. Un autre ver cestoïde, le cœnure du mouton se développe à l'état de scolex dans le cerveau du mouton et occasionne le tournis ; c'est dans l'intestin du chien ou du loup qu'il faut trouver son état strobilaire. Les recherches entreprises récemment par M. Villot nous apprennent que la musaraigne loge à l'état tænioïde un cestoïde qu'on trouve sous forme vésiculaire dans un myriapode (glomeris) dont se nourrit le mammifère.

Nous pourrions multiplier les exemples, mais ceux-ci suffisent pour légitimer les conclusions suivantes :

1° Les œufs sont émis par les différents segments du tænia qu'on désigne sous le nom de curcubitins ou de proglottis.

2° Ces œufs, lorsqu'ils proviennent d'un proglottis fécondé et dans toute sa maturité sexuelle, contiennent des proscolex ou des embryons hexacanthes qui doivent effectuer leur développement dans un animal autre que celui qui a hébergé le tænia, et passent à l'état de scolex, de ver cystique ou cysticerque.

3° Ces cysticerques, à leur tour, doivent se rendre dans un organisme semblable à celui qui a fourni les œufs pour reconstituer dans le tube digestif le strobile, c'est-à-dire la tête suivie d'une série d'anneaux dont les derniers, parvenus à maturité, seront émis pour fournir à nouveau les œufs qui ont ouvert la série.

Or, ces différentes transformations ne se passent pas invariablement dans tel ou tel animal. La nature, en général, exige que ces différentes stages se passent dans différents êtres. Certains vers vésiculaires ne deviennent jamais adultes dans le corps du patron de passage; ce n'est jamais que dans l'intestin du carnassier qu'ils se complètent (1). C'est ainsi que le porc nourrit le cysticerque de la cellulosité, et le bœuf le cysticercus inermis pour le compte de l'homme, la chèvre, le cysticercus tenuicolis pour le chien, le mouton, le cœnure pour le loup et le chien, le glomeris un staphylocyste pour la musaraigne, en même temps que l'homme, le loup, le chien et la musaraigne portent leur tænia propre.

Des contre-expériences ont été faites qui ne font que vérifier cette loi. Ainsi Onimus fit avaler à des chats plusieurs vers vésiculaires de l'homme et il n'eut aucun résultat. En 1876, MM. Masse et Pourquier, de Montpellier, ont fait prendre des anneaux de tænia inerme, arrivés à maturité, à divers animaux tels que: agneau, lapin, chien, veau. Quelques mois après tous ces animaux ont été sacrifiés; l'autopsie est venue démontrer qu'un seul animal était devenu ladre, c'est le veau. Le mouton, le chien et le lapin sont restés réfractaires.

L'année suivante, M. Redon, de Lyon, a fait avaler un certain nombre de cysticerques de l'homme à un chien et à un porc et ici encore sans résultat.

Il semble donc acquis que chaque tænia doit subir

(1) Van Beneden. Mémoire sur les vers intestinaux. 18 1.

chacune de ses transformations dans un hôte différent, invariablement le même. Nous n'ignorons pas que dernièrement M. Mégnin a émis une nouvelle théorie, la théorie du polymorphisme, qu'il veut substituer à celle des migrations, et où il dit que les migrations des tænias ne sont pas nécessaires à l'évolution complète du parasite (1). Mais cette opinion plus spécieuse que scientifique, et basée seulement sur des faits exceptionnels, n'infirme en rien la valeur de l'ancienne théorie.

Nous appliquerons donc ces conclusions au cysticerque de la ladrerie de l'homme, et nous nous demanderons à quel tænia on peut rattacher notre ver cystique. On admet généralement que le cysticerque celluleux provient de l'introduction dans l'organisme humain d'œufs de T. solium. Cette opinion qui constituerait une exception aux lois générales de transmigrations des cestoïdes est fondée sur plusieurs considérations que nous allons successivement examiner.

Ce sont les analogies que présentent le cysticerque ladrique du porc et celui de l'homme, et la tête du tænia solium; la présence plusieurs fois observée du même tænia chez les individus affectés de ladrerie; enfin la communication de Redon qui est venue fournir à l'hypothèse sus indiquée tout l'appui d'un fait expérimental.

Le *cysticercus cellulosæ du porc comparé au cysticerque de l'homme.*

La filiation du cysticerque de la ladrerie du porc avec le tænia solium étant un fait acquis, on comprend

(1) Voir Bull. gén, thérap. 4e liv. 1880.

l'intérêt qu'il y a à comparer le cysticerque du porc et celui de l'homme.

Les caractères communs aux deux sont : vésicule ovale pourvue d'un pertuis fort petit; tête tétragone ou pyriforme ($0^{mm},5$ à $0^{mm},7$ de diamètre); quatre ventouses latérales; double couronne de crochets insérés sur le pourtour du rostre; cou très court; corps plissé transversalement, corpuscules calcaires.

1° *Chez le porc.* — Les ventouses nous ont paru plus nettes, mieux détachées. Dimensions : $0^{mm},40$ sur $0^{mm},35$. Corpuscules calcaires plus volumineux, 24-26 crochets en moyenne. Voici leurs dimensions :

Cysticerque celluleux du porc.	Leuckart.	Küchenmeister.
Grands crochets................	$0^{mm},16$	$0^{mm},18$
Petits crochets................	$0^{mm},11$	$0^{mm},12$
Cysticerque de l'homme	**Davaine.**	**Kœberlé.**
Grands crochets......	$0^{mm},17$	$0^{mm},18$ — $0^{mm},20$
Petits crochets........	$0^{mm},11$	$0^{mm},10$ — $0^{mm},14$

Nous avons trouvé nous-même les chiffres suivants :

	Cysticerque du porc.	Cysticerque de l'homme.
Grands crochets................	$0^{mm},15$	$0^{mm},15$
Petits crochets................	$0^{mm},11$	$0^{mm},10$

2° *Chez l'homme.* — Tête plutôt pyriforme. Dimensions des ventouses, $0^{mm},28$ sur $0^{mm},32$, chiffres concordant avec ceux qu'a donnés Kœberlé. Petites granulations pigmentaires observées sur le cysticerque de l'homme, variations qui seraient en rapport avec l'âge de l'entozoaire.

Coexistence du T. solium et du *cysticercus cellulosæ.*

On a constaté un certain nombre de fois chez des individus porteurs de cysticerques la présence dans l'intestin du T. solium, et plusieurs helminthologistes ont vu là une nouvelle preuve de la relation qui unit le cysticerque ladrique au T. armé.

Parmi nos observations, celles de Leudet, Broca, Féréol, signalent la présence d'un ver rubanaire sans en pouvoir préciser l'espèce. De Gräfe, sur 80 cas de cysticerques de l'œil, a constaté cinq ou six fois l'existence du T. solium. L'observation de Frerichs, citée lus haut, est un bel exemple de cette coïncidence. Enfin Lewin (l. c., p. 651) en rapporte de nombreux cas dont deux avec autopsie.

Leuckart et Küchenmeister estiment qu'il y a dans cette existence une relation de cause à effet, tandis que Virchow ne veut y voir qu'un fait purement accidentel. Dressel se demande si, dans tous les cas où l'autopsie n'est pas venue confirmer le diagnostic, il s'agissait bien du tænia armé, et il ne craint pas d'ajouter que sur 87 cas de cysticerques qu'il lui a été donné d'observer, il ne l'a pas rencontré une seule fois. D'autre part, trois de ses malades qui hébergent depuis plusieurs années un ver solitaire, ne présentent pas trace de vésicules ladriques.

Le tænia n'est pas le seul helminthe dont la présence ait été signalée chez des individus atteints de grêlons ladriques. Dressel relate l'existence simultanée de cysticerques cérébraux deux fois avec des trichines et une fois avec des échinocoques du foie. Wyman (Boston cabiinet cit. 1847), a rencontré dans les muscles du même sujet 12 à 15 cysticerques et un grand nombre detrichines.

Dans une note communiquée à l'Académie des sciences en 1872, M. Redon expose les expériences qu'il a entreprises sur le développement rubanaire du cysticerque de l'homme. « Il ingéra dans du lait tiède quatre kystes recueillis sur un cadavre échoué à l'amphithéâtre des hôpitaux de Lyon. Après 3 mois et 2 jonrs d'attente, M. Redon a constaté la présence de cucurbitains dans ses selles. Au premier examen M. le professeur Lortet, des plus autorisés en helminthologie, croit pouvoir affirmer que les proglottis et les œufs appartiennent au tœnia solium. Cette opinion a été bientôt confirmée par l'expulsion d'un strobile complet qui sera déposé au musée de la Faculté de médecine de Lyon. Les mêmes cysticerques ne se sont pas développés chez le porc et chez le chien auxquels on en avait fait avaler. »

L'expérience de Lyon semble absolument concluante et nous sommes loin de nier sa valeur. Toutefois, nous aurions aimé, et alors l'expérience eut été décisive, voir consigné dans cette même note l'examen détaillé du strobile expulsé. Car, outre les caractères de la partie céphalique il eût été important de noter les dispositions des réseaux ovariques. Il n'est pas jusqu'à l'œuf qui par ses dimensions, sa forme, son embryon ne fût venu ajouter à la certitude de détermination scientifique.

Küchenmeister, Van Beneden, Leuckart et la plupart des helmintologistes français pensent que le cysticerque de l'homme n'est qu'un état transitoire du tænia solium. Ils expliquent son évolution de la manière suivante.

Sous une première forme vésiculaire, le ver solitaire a pour habitat un terrain provisoire, c'est la chair du porc. Le cysticerque du cochon, introduit chez l'homme, perd ses enveloppes, se fixe à la muqueuse du tube digestif et se développe en strobile. Les proglottis sont habituellement expulsés avec les matières fécales et les œufs qu'ils contiennent sont repris par le porc dans les chairs duquel ils se développent de nouveau en vers vésiculaires. Mais si, par hasard, un fragment de tænia chargé d'œufs mûrs arrive dans l'estomac de l'homme, au contact du suc gastrique les œufs perdent leurs enveloppes et l'embryon hexacanthe se trouve en liberté, il perfore alors les parois du tube digestif au moyen de ses stylets, est lancé dans le torrent circulatoire jusqu'à ce qu'il se fixe en quelque point, perde ses crochets et s'enkyste.

L'infection pourrait donc se faire de deux façons : l'homme deviendrait ladre par les œufs mûrs de son propre tænia ou par l'ingestion d'œufs venus du dehors ; dans le premier cas on dit qu'il y a auto-infection.

Mais pour que l'action du suc gastrique mette en liberté le proscolex il est nécessaire que les anneaux du tænia qui siège dans l'intestin grêle passent dans la cavité stomacale. Cette possibilité de l'immigration dans l'estomac est admise par Lewin qui invoque à l'appui ces faits constatés à l'autopsie tels que la présence de l'helminthe près du pylore, la direction de ses derniers anneaux, c'est-à-dire des proglottis à maturité situés plus près de l'estomac que la tête, enfin les mouvements antipéristaltiques de l'intestin. Des portions plus ou moins grandes de tænia ont pu être rendues dans des efforts de vomissements et Lewin en a rassemblé plusieurs exemples parmi lesquels celui de Lavalette (1).

Après avoir fait l'exposé des motifs qui plaident en faveur de l'identité du ver solitaire et du cysticerque de l'homme, qu'il nous soit permis de dire quelques mots des faits qui semblent contraires à cette théorie.

Nous avons montré que pour bien connaître un entozoaire, il faut l'avoir observé dans toutes les phases de son évolution. Or conformément aux lois d'évolution, l'état strobilaire du cysticerque de l'homme doit se trouver dans un carnassier, et c'est là peut-être qu'il faudrait le chercher.

Fréquence du cysticerque chez l'homme.

La ladrerie, telle que nous l'avons définie, est une maladie qu'on a rarement l'occasion d'observer ; les cysticerques isolés ou réunis en petit nombre dans un même organe sont plus fréquents.

La statistique des entozoaires de l'homme, publiée par Müller en 1874, nous donne les chiffres suivants : il s'agit de cysticerques trouvés à l'autopsie.

		Cadavres.	
Rudolphi (Berlin) trouva sur	......	250	4.5 cysticerques.
Fœrster (Göttingue) —	......	639	4 —
Zenker (Dresde) —	......	1.947	22 —
Id. (Erlangen) —	......	1.746	14 —
Virchow (Berlin) —	......	100	2 dans le cerveau.

(1) Académie de méd., 13 mai 1828.

La fréquence de l'helminthe varie avec l'époque pendant laquelle on observe. C'est ainsi que Virchow à Wurzbourg et, du temps de Rudolphi, Bremser à Vienne, n'en ont pas trouvé un seul cas en dix ans.

Le nombre des cysticerques observés à Berlin paraît diminuer. La proportion de 2 0[0 observée par Rudolphi, et encore en 1866 par de Grafe, est tombée à 1,66, et même en 1877, d'après les rapports de Virchow (1), elle serait descendue à 1,11.

Küchenmeister attribue cette diminution aux trichines. Les mesures de police provoquées par l'apparition de ce ver nématode, l'examen microscopique des viandes et la destruction de la viande de porc ladre, la diminution de la consommation de la viande crue sont, dit-il, les ennemis les plus meurtriers des cysticerques.

D'après les statistiques de Dressel, de de Gräfe et de Küchenmeister, le cysticerque est plus fréquent chez l'homme que chez la femme (65 0/0), ce qui tiendrait à certaines conditions étiologiques telles que malpropreté, consommation d'aliments crus, cohabitation des hommes et du bétail, et à une particularité curieuse signalée par Küchenmeister, le vêtement, qui, chez l'homme, retient les cucurbitins émis dans l'intervalle des garde-robes. Ces cucurbitins sont rejetés aussitôt par le malade, et s'il ne prend pas soin de se laver les mains aussitôt, des œufs de son propre ver solitaire pourront l'infecter.

(1) Charité Annalen 1877. p. 803.

L'âge ne confère aucune immunité. Dressel a trouvé des cysticerques chez un nouveau-né, chez un enfant de 5 ans, chez des adultes, plusieurs fois chez des vieillards de plus de 70 ans, et une fois chez un malade de 84 ans.

Cette rareté du cysticerque à l'état de généralisation nous paraît être un argument peu favorable aux partisans de l'auto-infection. En effet, le T. solium est commun et il est peu de médecin qui n'ait eu l'occasion de l'observer. Il est difficile d'admettre, connaissant la fréquence du ver solitaire et la rareté de la ladrerie, que le malade puisse s'infester et s'infeste souvent par les œufs de son propre tænia. Dressel ne peut comprendre pourquoi, dans l'hypothèse de l'auto-infection, tout individu atteint de ver rubanaire n'est pas atteint de cysticerques de la cellulosité. C'est que ces entozoaires sont dans des conditions exceptionnellement avorables à la reproduction de l'espèce. Les œufs de tænia sont produits en quantités énormes. Un seul tænia, au dire du Dr Benecke (1), en émettrait par an 40 millions et les malades peuvent héberger des vers solitaires pendant plusieurs années. A cette prodigieuse fécondité, au long séjour du ver rubanaire, il faut encore ajouter la protection que trouve l'embryon dans la constitution particulière de la coque de l'œuf, son extrême petitesse (0^{mm},036 sur 0^{mm},028, Davaine), et enfin la vitalité très-prolongée dont il est doué.

En résumé, la plupart des helminthologistes considèrent le cysticerque de la ladrerie de l'homme comme

(1) Physikalisch-œconomischer gesellschaft, 1877.

le scolex du T. solium. Leur opinion est basée sur les données suivantes :

1° L'analogie de forme et de constitution de la tête du T. solium avec celle du cysticerque de l'homme.

2° L'analogie que présentent dans leur forme et leur organisation les cysticerques ladriques de l'homme et du porc.

3° Une série d'expériences qui montrent que les individus auxquels on fait prendre des cysticerques de la cellulosité contractent le tænia, et qu'on donne la ladrerie aux porcs en leur faisant avaler des œufs du même ver.

4° L'expérience de Redon qui, ayant ingéré des kystes à cysticerques recueillis sur un cadavre, expulsa trois mois après un strobile complet de T. solium.

5° La coexistence plusieurs fois observée du ver solitaire et du cysticerque de la cellulosité.

Toutefois, ce développement d'un cysticerque subissant ses diverses transformations chez l'homme, constituerait un fait contraire au lois connues de l'évolution des cestoïdes.

Paul Gervais écrivait en 1847 : « Les helminthologistes prétendent que le cysticercus cellulosæ du cochon est identique à celui de l'homme, mais on peut affirmer qu'ils n'ont pas encore donné une démonstration suffisante de leur manière de voir..... nous sommes disposés à croire qu'il y a plusieurs cysticerques parasites de l'espèce humaine. »

En 1866, Baillet terminait ainsi un article sur le cysticercus cellulosæ. « Il resterait à déterminer par une étude comparative des caractères zoologiques et même par des expériences si tous les cysticerques tirés d'animaux différents sont bien de la même espèce que celui du porc. »

Nous n'ignorons pas que l'expérience absolument concluante est très difficile à réaliser. On ne peut pas recommander d'ingurgiter des proglottes de tænia solium ; il y a là trop d'œufs et si par malheur l'évolution s'effectuait, il pourrait se faire que le sujet en expérience vînt à succomber. Mais il ne serait peut-être pas sans intérêt de répéter l'expérience de Redon. En se livrant à une étude minutieuse du strobile, on obtiendrait une détermination scientifique décisive à laquelle on est, il faut le dire, à peu près arrivé.

Note. — Nous recevons au dernier moment l'excellente monographie de M. Moniez sur les cysticerques. Nous nous contenterons d'en détacher les quelques lignes qui vont suivre : « Il semble que jusqu'à présent du moins, une seule espèce de cysticerque ait été observée chez l'homme. On s'accordait généralement à la reconnaître par le *cysticercus-cellulosæ*, mais l'observation de ces animaux est assez difficile..... et l'identité du cysticerque ordinaire de l'homme avec celui du cochon n'était pas établie d'une façon absolue..... La preuve directe en a été donnée à Lyon en 1877 par Redon expérimentant sur lui-même : il réussit à se donner le tænia solium en avalant des cysticerques recueillis sur un cadavre ».

INDEX BIBLIOGRAPHIQUE.

ARISTOPHANE. — Les Chevaliers.

ARISTOTE. — Hist. des animaux, liv. VIII, chap. XXI.

DUMAS. — Etude clinique sur le T. Solium. Thèse, Montpellier, 1867.

BAILLET. — Dict. pratique de méd. et chir. vétérinaires, par Bouley et Raynal, 1866. Art. Helminthes, t. VIII.

BENECKE. — Physikalisch-œconomischen Gesellschaft, 1877.

VAN BENEDEN. — Mémoire sur les vers int. Acad. sciences. Paris, 1861. — Commensaux et parasites. Paris, 1878.

BERTOLUS. — Diss. sur les métamorphoses des cestoïdes. Thèse, Montpellier, n° 106, 1856.

BILHARZ. — Zeitschrift der Gesellsch. der Arzte. Wien, 1858.

BLOCH. — Traité de la génération des vers des intestins. Strasbourg, 1788.

BONETUS. — Sepulcretum s. anat. practica. Genevæ, 1679.

BOUCAUD. — Lyon médical, 1877.

BOUCHUT. — Des cysticerques du cerveau chez les enfants. (Gaz. hôpitaux, 1857.)

BOURQUELOT. — Revue scientifique, 1er mai 1880.

BOYRON. — Etude sur la ladrerie chez l'homme, etc. Thèse Paris, 1876.

BREMSER. — Ueber lebende Würmer in lebenden Menschen, Wien, 1869.

BRERA (L.). — Traité des maladies vermineuses. Paris, 1804.

CAUVET. — Note sur le tœnia algérien. (Gaz. méd. de Paris, 1874, p. 412.

DELLE CHIAJE. — Compendie di elmintographia umana. Napoli, 1825.

COBBOLD. — Entozoa an introduction to te study of Helminthology. London, 1864.

CONTA. — In Zeitschrift f. Epidemiologie und öffentliche Ges. Jahrg. 1872. (Ueber Bandwurmkrankheit des Menschen.)

ÇRINON. — Ladrerie chez l'homme et les animaux. Répertoire de pharmacie, 1877, p. 680.

CRUVEILHIER. — Dict. de méd. et de chir. prat. Art. Entozoaires, 1831.

DAVAINE. — Art. Cestoïdes du Dict. encycl. de Dechambre, 1873. — Traité des Entozaires. Paris, 1877.

DELORE et BONHOMME. — Gaz. méd. de Paris, 1853.

DELPECH. — Art. Ladrerie in Dict. encycl. de Dechambre, 1868.

DEMARQUAY et GERVAIS. — Bull. Société anat., 1845, p. 112.

Dressel. — Zur Statistik des cysticercus cellulosæ. (Inaug. dissert. Berlin, 1877.)

Duguet. — Union médicale, p. 672, 1880.

Dumreicher. — Cysticerque de la région temporale. Wien. med. Presse, 1872, p. 425.

Dupuytren. — Leçons or. de clin. chir., t. II, p. 186. Paris, 1832.

Dujardin. — Hist. nat. des Helminthes, 1845.

Eschricht. — Beiträge zur Anat. and Phys. v. T. Solium. Stuttgart, 1852.

Féréol. — Société des hôpitaux, 25 avr. 1879.

Fischer. — Tœniæ hydatigenæ in plexu choroido inventæ historia. Lipsiæ, 1789.

Follin et Robin. — Hist. nat. méd. de Richard, 4e édition, 1849, t. I, p. 501.

Fortassin. — Thèse, Paris, 1804.

Franck Peter. — Behandlung der Krankheiten des Menschen, 1834, p. 135.

Gellerstedt. — Cysticerques existant simultanément dans un grand nombre d'organes chez le même sujet. Hygiea, vol. XV, p. 145.

Gerlach de Mayence. — Gaz. hôpitaux, p. 596, 1844.

Gerlach. — Jahr. der kgl. Veterin.-Schule in Hannover, 1872.

Gervais (P.). — Entozoaires tænioïdes et hydatides. Mém. de l'Acad. des sciences de Montpellier, vol. I, p. 85, 1847.

Giacomini. — Tribune médicale, 1875, p. 790.

Grève. — Exp. et obs. sur les maladies des animaux domestiques comparées aux maladies de l'homme, t. I, chap. xvii. Oldenbourg, 1818.

Griesinger. — Archiv f. Heilkunde, III. Jahrg., 1862.

Goeze. — Neueste Entdeckungen, dass die Finnen im Schweinefleisch, etc. Halle, 1784.

Guardia. — La ladrerie du porc dans l'antiquité (Ann. d'hyg. et méd. lég., 1865).

Hartmann, — Vermes vesiculares sive hydatides, 1685.

Haubner. — Gurlt's Magazin für Thierarzneikunde, 1854-1855.

Hérodote. — Histoires. Trad. Larcher. Paris, 1786.

Birch Hirchfeld. — Lehrb. der path. Anatomie, p. 203, 1876.

Himly. — Journal de Hufeland, t. XXIX, p. 118, 1809.

Hollenbach. — Wochenschrift für Thierheilkunde, II, p. 301.

Jaccoud. — Cliniques de Lariboisière, 1874.

Joire. — Cysticerque des ventricules cérébraux. Gazette des hôpitaux, 1860, n° 22.

Jolicoeur. — Union médicale et scientifique du Nord-Est, p. 5, 1872. — Bulletin Société médicale de Reims, n° 12, p. 178.

KASCHIN. — Petersb. med. Zeitung, 1861.

KOEBERLÉ. — Ces cysticerques de tœnia chez l'homme. Gaz. hebd., p. 182, 1861.

KÜCHENMEISTER et ZÜRN. — Die Parasiten des Menschen. 1. Lief. Cestoden. Leipzig, 1879.

KRABBE. — Recherches helminthologiques en Danemark et en Islande Copenhague, 1866.

LABOULBÈNE. — Des helminthes cestoïdes de l'homme (Bull., gén. Thér., 1877, p. 385). — Mém. de la Soc. de biologie, t. II p. 105, 1870.

LAENNEC. — Mémoire sur les vers vésiculaires, 1804. (Mém. de la Soc. de méd. de Paris, 1812, p. 120 et 142, note.)

LAFITTE. — Cysticerque de la région palmaire. Union méd., 1869.

LANCEREAUX. — Archives gén. de médecine, nov. 1872, p. 543. - Traité d'anatomie pathologique, 1875-1877, p. 711.

LEBAUDY. — Diss. sur les entozoaires. Thèse, Paris, 1830.

LEISERING. — Berich über Veterinärwesen in Sachen, 1857-58.

LEUCKART. — Die Blasenbandwürmer. Giessen, 1856, p. 53. — Die menschlichen Parasiten, 1876.

LEUDET. — Comptes rendus Soc. biologie, t. V, p. 24, année 1853.

LEWIN. — Ueber Cysticercus cellulosæ und sein Vorkommen in der Haut des Menschen. Charité-Annalen, p. 609, 1875 (édit. 1877).

LOBSTEIN. Traite d'anat. pathologique, 1829, t. I, p. 530.

LUTON. — Art. Entozoaires du Dict. de méd. de Jaccoud, vol. XIII, p. 405, 1870.

MALPIGHI. — Opera posthuma, p. 84. Londini, 1697.

MASSE. — Bulletin de thérapeutique, 4e liv. 1880.

MASSE et POURQUIER. — Montpellier médical, 1876, p. 220.

MÉGNIN. — Comptes rendus de l'Acad. des sciences, 13 mai 1872.

MEISSNER. — Helminth. Beobachtungen in Schmidt's Jahrbucher, 1867.

MILNE EDWARDS. — Métamorphoses des tænias. (Comptes rendus de l'Académie des sciences.)

MONIEZ. — Essai monographique sur les cysticerques. Thèse de Lille, 1880, no 19.

MOSLER. — Helminth. Studien. Berlin, 1859.

MÜLLER. — Inauguraldissertation Statistik der menschlichen Entozoen, 1874.

ONIMUS. — Cysticerques chez l'homme. Gaz. hôpitaux, p. 237, 1865.

PAGENSTECHER. — Zur Naturgeschichte der Cestoden (Zeitschr. f. Wissensch. Zool., XXX, 1877.)

PALLAS. — Miscell. Zool. Hagæ comitum, 1766, p. 157.

PAULICKI. — Memorabil, XIV, 5 juin 1869.

PERRONCITO. — Communic. à l'Acad. de Turin, 1976.

RAÍKEM. — Journ. de méd. chir. de Bruxelles, 1845, p. 543.

RAINEY. — Transact. Phil. soc., 1857, p. 114.

Redi. — Opere, t. l. Venezia, 1684.
Redon. — Exp. sur le développement rubanaire du cysticerque de l'homme. (Note, Acad. des sc. Paris. oct. 1877.)
Robin et Littré. — Dictionnaire de médecine, 1873.
Rokitansky. — Patholog. Anatomie. Bd. II, p. 230, 415, etc.
Roser W. — Cysticercus in der Zunge, in Archiv. der Heilkunde, p. 370, 1861.
Rudolphi. — Entozoorum synopsis, 1809.
Saridakis. — Quelques mots sur les helminthes. Thèse Montpellier, 1869.
Sendler. — Diss. cysticerci cellul. monograph. Halle, 1843.
Von Siebold. — Anatomie der wirbellosen Thiere, 1848, p. 111. — Ueber Band und Blasenwürmer, 1854.
Steenstrup. — Ueber den Generationwechsel, 1842. Copenhague.
Steinbuch. — De tœnia hydatigena anomala. Erlangen, 1802.
Stich. — Charité-Annalen, V. Jahrg., 1854, p. 179.
Steundener. — Untersuchen über den finneren Bau der Cestoden. (Abhandl. der naturforschenden Ges. zu Halle, 1877.)
Thurnberg. — De entozois humanis. Upsaliæ, 1817.
Treutler. — Obs. ad helminthologiam humani corporis. Lipsiæ, 1793.
Tschudi. — Die Blasenwürmer. Freiburg, 1837.
Uhde. — Deutsche Klinik, 1851, p. 431.
Vaillant. — Art. Entozoaires (Hist. nat.) du Dict. de Jaccoud, vol. XII, 1870.
Villot. — Annales des sciences nat. 6e série, t. VIII, p. 14. Paris, 1879.
Viry. — Essai sur les cysticerques de tœnias. Thèse, Strasbourg, 1867.
Wagener. — Enthelminthica. Thèse Berlin, 1848.
E. Wagener. — Handb. der allg. Pathol., 1866.
R. Wagener. — Ueber das Vorkommen von Cysticercen bei Geisteskranken. Inaug. Diss. Iéna, 1866.
Weinland. — An essay on the tapeworms of man. Cambridge, 1858.
Werner. — Vermium int. brevis expositionis continuatio. Lipsiæ, 1782. — Vermium int. brevis expositionis continuatio secunda. Lipsiæ, 1786.
Zeder. — Erster Nachtrag zur Naturgesch. der Eingeweidorwürmer, 1800.
Zenker. — Ueber die Erziehung des Cysticercus t. medioc. bei der Ziege. (Phy. med. Societät zu Erlangen, 8. Juli 1872).

TABLE DES MATIÈRES.

Paris. — A. PARENT, imprimeur de la Faculté de Médecine, rue M.-le-Prince, 29-31.

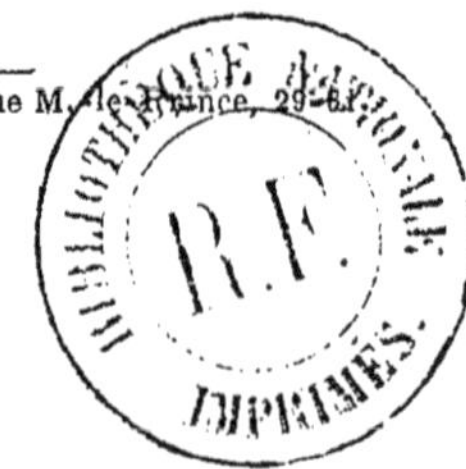

www.ingramcontent.com/pod-product-compliance
Ingram Content Group UK Ltd.
Pitfield, Milton Keynes, MK11 3LW, UK
UKHW020403230726
13925UKWH00003B/1239

9 782014 054958